住院医师规范化培训创新思慧型教材

急危重症住院医师规范化培训

PBL教程

主审 ⊙ 李小刚

主编 ⊙ 李湘民　王爱民

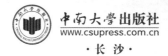

中南大学出版社
www.csupress.com.cn
·长沙·

编委会

江　涛　湖南医药学院总医院

李　佳　中南大学湘雅医院

李文华　娄底市中心医院

李湘民　中南大学湘雅医院

刘怀政　中南大学湘雅三医院

龙　勇　长沙市中心医院

彭正良　南华大学附属第一医院

宋延民　中南大学湘雅医院

谭欣宇　中南大学湘雅医院

谭钰珍　中南大学湘雅医学院附属株洲医院

王爱民　中南大学湘雅医院

杨　宁　中南大学湘雅医院

杨　昭　湖南省人民医院(湖南师范大学附属第一医院)

易　峰　岳阳市中心医院

袁光雄　湘潭市中心医院

曾　凤　中南大学湘雅医院

张宏亮　中南大学湘雅二医院

张　娟　中南大学湘雅医院

张　牧　中南大学湘雅医院

周利平　中南大学湘雅医院

序

　　住院医师规范化培训(简称"住培")工作关系到我国卫生事业发展的百年大计,关系到各级医疗机构能否培养出具有良好的职业道德、扎实的医学理论知识和临床技能,能独立、规范进行诊疗的合格的临床医师。急诊科及重症医学科为医院急危重症患者诊断和救治的主要场所,其住院医师的岗位胜任力关乎急诊科乃至医院的医疗质量与安全,这使得急诊及重症医学住院医师规范化培训既具挑战性又具风险性。提高住院医师岗位胜任力对保障医疗质量、医疗安全及降低医疗风险具有重要意义。

　　PBL教学不仅是一种教学形式,更是一种教学理念。从教学形式上来讲,PBL教学法是以问题为导向的教学方法,是培养学生自主学习能力和创新能力的教学模式。从教学理念上来看,PBL教学设计强调培养学生的自学能力、实践能力和团队合作精神,体现了以人为本的教育思想,契合"使医学生成为促进健康、防治疾病、提供初级卫生保健的医者;遵守职业道德、热心为病人服务和减轻病人痛苦的工作者;优秀的卫生工作管理人才;病人和社区的代言人;出色的交际家;有创见的思想家、信息专家;掌握社会科学和行为科学知识的开业医生和努力终身学习的学者"的教育理念。因此,将PBL教学引入住院医师规范化培训教学尤为重要。

　　由中南大学湘雅医院急诊科牵头组织编写的《急危重症住院医师规范化培训PBL教程》,汇集大量临床案例,囊括急诊医学、重症医学住院医师需要掌握的主要病种及其症状。本书以症状为出发点,提供的案例都较为复杂,并分幕进行教学设计,在不断完善的诊断过程中,情节跌宕起伏,有时令人迷惑不解,有时又让人如醍醐灌顶,充分体现了临床工作的戏剧性。本书的案例吸引学生在学习中产生脑力震荡,融入临床真实情况相似、有意义的问题情景,让学生通过自行查阅或沟通合作来掌握隐含于问题背后的知识，而这些知识不仅仅是临床上的专业知识，也包括医学基础知识及医学人文沟通的知识。同时，本书有助于学生解决临床实际的问题，锻炼其临床思维能力，培养其自主学习、终身学习的能力，使学生在自主学习中找到学习的快乐。我们期待并相信，这本教材将给急诊及重症医学住院医师的教学团队提供一个好的参考，帮助他们积极体验和丰富临床教师 PBL 带教工作经历，培养更多优秀的急危重症接班人，助力急诊、重症医学高质量发展。

是为序。

于学忠、赵晓东

2023 年 5 月

前 言

目前，国家已经建立了规范的住院医师培训制度。2018年我国首个住院医师核心胜任力框架共识发布，正式提出包含知识技能、职业素养、病人照护、沟通合作、终身学习、教学能力的住院医师核心岗位胜任力。为了提高住院医师的岗位胜任力，推进医学继续教育创新发展，目前广大医疗、教育工作者已经做了大量工作，取得了显著的成绩。因为急危重症住院医师面对的是紧急、危重、病情复杂的患者，所以国家对住院医师的岗位胜任力提出了更高的要求。PBL教学是以问题为基础的教学方法，是一种以学生为主体，教师以引导，让学生互动讨论和学习，更加注重学生分析问题、自主学习、终身学习等能力的培养，能够有效调动学生学习积极性、主动性，且非常契合提高急、危重症住院医师岗位胜任力的教学方法。但是，目前的PBL教材以本科生教材为主，缺少住院医师PBL教学的配套教材，尤其是没有一本针对急危重症住院医师教学的PBL教材。

《急危重症住院医师规范化培训PBL教程》根据国家住院医师规范化培训大纲、国内外专家共识，将急诊及重症医学需要掌握的病种根据真实案例进行PBL教案编写，由急诊科和重症医学科相关专家共同完成。本教材共十五章四十一个案例，是教师进行PBL教学的教材。第一章是关于PBL的概述，主要阐述PBL的定义、实施步骤及评价方法；第二章至第十五章包括呼吸系统急症、心血管系统急症、神经系统急症、消化系统急症、血液系统急症、内分泌和代谢系统急症、泌尿系统急症、风湿免疫系统急症、传染病急症、中毒急症、理化因素所致急症、普通外科急症、创伤急症及妇产科急症的临床常见疑难案例，案例以临床症状引出，结合临床表现及检验检查结果，并涵盖医学人文内容，以分幕的形式展示。每一个案例设定不同的学习目标，根据不同的情境设定需要探讨解决的问题，希望在 PBL 教学中教师可以根据案例进行有效的引导，学生自主学习讨论，提高学员收集整合资料、分析问题的能力，提高团队配合及医患沟通的能力，从而促使住培学员养成终身学习的习惯。本教材不仅可供急诊、重症医学专业师资及基地教学小组成员，本专业及相关专业临床医务人员使用，还可作为急诊、重症医学住院医师，准备参加急诊、重症医学住院医师规范化培训的学生的参考书。

本教材是全体编委共同努力的结果，是编委们多年教学与临床经验的总结。在此，感谢中南大学和中南大学湘雅医学院领导的大力支持，感谢所有专家的辛勤劳动和努力付出。由于本教材涉及内容广泛，加之编者水平有限，不当之处在所难免，恳请广大专家、学者和师生批评指正，以便再版时修订完善。

常用医学缩略语

常用实验室检查的参考值

李湘民

2023 年 4 月

目 录

第一章

绪论

第一节　PBL 教学的定义

PBL 是 problem-based learning 的简称，PBL 教学是以问题为导向、问题为驱动的教学方式。它最早是由加拿大 McMaster 大学提出的一种课程模式。目前大多数学者认为，PBL 教学最基本的内涵是基于问题的学习，学生在老师的指导下围绕问题进行探究，与传统的"以课堂听讲接受为主"的学习方法不同，学生首先面临问题的情境，然后在尝试解决问题的过程中学习新的知识、技能和态度，是一种主动学习的模式。"以学生为中心"是 PBL 教学的精髓，目的是调动学生自主学习的积极性，达到知行合一、学以致用的境界，获得"终身学习"的能力。

第二节　PBL 教学模式的发展历程

1969 年，美国神经病学教授 Barrow 在加拿大 McMaster 大学医学院创立了 PBL 教学法。20 世纪 70 年代，国外医学院逐渐开展 PBL 教学模式。到 20 世纪 80 年代，PBL 教学逐渐被人们重视，得到了快速发展，形成了较为成熟的教学模式，并不断被各大学采用。目前美国哈佛大学医学院已全部采用 PBL 教学。

20 世纪 90 年代初，PBL 引入亚洲，学者致力于将 PBL 教学模式推广到更广泛的学科领域。1992 年日本东京女子医科大学成为日本第一所引进 PBL 的医科大学，目前日本大部分医学院引入了 PBL 教学模式。马来西亚、新加坡、菲律宾等国家的大学也在 20 世纪 90 年代初引入 PBL 课程。

1992 年，我国台湾大学医学院引入哈佛大学的 PBL 教案；1998 年阳明大学选择了美国密苏里大学的混杂式 PBL 课程；1999 年，辅仁大学全面采用类似 McMaster 大学医学院的 PBL 教程；2004 年，PBL 教学法覆盖整个台湾医学领域。1993 年，关超然教授率先在香港大学医学院生理学教学中开展 PBL，目前 PBL 教程占香港大学医学院医学教育的 60%。

同时，香港中文大学、香港理工大学也不同程度地引入了 PBL 教学。

1986 年，原上海第二医科大学(上海交通大学医学院)和原西安医科大学(西安交通大学医学部)也引进了 PBL 教学法，开启 PBL 教学模式在我国内地医学教育领域的初步探索。20 世纪 90 年代以来，引进 PBL 教学模式的医学院校逐渐增多，如浙江大学医学院、中国医科大学、原北京医科大学(北京大学医学部)、原湖南医科大学(中南大学湘雅医学院)和宁波大学医学院等，这些学校在实验课、基础课和临床理论课中试行 PBL 教学并达到了预期效果。2000 年，我国主要医科大学的校长等负责人，在香港大学医学院参加研讨会学习了香港的 PBL 经验；2008 年，第七届亚太地区国际 PBL 研讨会在沈阳召开，国内 58 所医学院的代表参加了会议，探讨了"PBL 国际化、本土化"等核心内容。从 20 世纪 80 年代引进尝试及实践，PBL 的理念和方法逐步被广泛接纳和采用，目前国内的一些医学院校正在积极进行 PBL 改革的相关制度，包括课程设计、人员和资源配备、教案撰写、教学指南、PBL 教学团队的建设等。PBL 教学在中国医学教育领域正逐渐形成一套完整的教学体系，从探索试行阶段进入反思、完善及提高的阶段。

第三节　PBL 教学中教师及学生的角色

PBL 教学认为学习是学生的责任，教师是学生的领路人和引导者，学生不应该是被动的聆听者，而是自主的学习者和探究者；教师不再是知识的讲授者，而是学生学习的指导者和组织者，引领学生学习的方向，从旁辅助、引导。

在 PBL 教学中，教学的主体是学生，学生不只是学习者，更是问题的思考者和知识的建构者。作为学习者，强调学习的自主性，通过独立的分析、探索、实践、质疑、创造等方法来实现学习目标。这种学习对培养学生的创新和实践能力是非常重要的。在 PBL 中，学生是参与者，也是主导者，在复杂的形势下积极参与，研究问题的本质并解决问题。他们在独立解决问题后，就可以成为一名独立自主的思考者和学习者，逐渐形成终身学习的能力。学生还是合作者，PBL 学习中，强调学生通过解决现实的问题来进行学习、思考，当遇到复杂问题的时候，学生需要以小组为单元进行学习合作，在小组中通过合作来解决问题，这样，就需要学生积极主动地参与小组活动，这样有利于学生相互帮助、相互支持、相互鼓励，从而促成他们建立亲密融洽的人际关系，进而培养合作能力和团队精神。PBL 中的问题是非结构性的，目的是提供一个有挑战性的问题情境，在解决问题的过程中，绝大部分信息由学生收集、整理、综合，由学生构建知识，提出解决问题的方法，并在解决问题的过程中获取知识，提高学习能力。

PBL 教学中，教师不是知识的传授者，而应专注于流程及学生的心态，以及团队学习的互动与沟通。教师需要根据教学目标引导学生提出问题、对教学过程中出现的问题进行精心组织，在引导学生的同时，做好学生的组织协调工作。切记在教学过程中做到积极旁观，当学生在认真地自主观察讨论时，教师应该仔细地看、认真地听，感受学生的所做及所想，给学生以心理支持，创造良好的学习氛围，采用适当的方式，给学生精神上的鼓励，鼓励学生积极参加讨论，使学生的思维更加活跃，探索热情更加高涨，引导学生进行反思和自我评价，利用案例讨论促使学生建立批判性思维。教师切忌在课堂上持续进行知识点的输出，在解决问题的过程中，教师仅适时给予指导，让学生寻找适合自己的学习策略。同时在 PBL 教学中，教师也是学习者，因为所涉及的学习广度和深度均非常大，学生分析得出的答案也具有开放性，学生提出的问题很多甚至超出了教师的专业范围，这样就促进教师不断学习，教学相长。

在 PBL 教学中，学生是学习的主体，这并不是说忽视指导老师的作用，教师能否发挥出指导者、组织者、帮助者和促进者的作用，对 PBL 的教学效果起到决定性的作用。教师在进入 PBL 课堂前应该做好充分的准备，至少需要 3 个准备阶段：参加 PBL 师资培训班，完成教学理念改变；撰写一份 PBL 教案；旁听一次完整的 PBL 授课或是担任一次助教工作。

第四节　PBL 教学的流程

一、案例的撰写与审核

案例是 PBL 教学的蓝本，案例的设计、撰写、审核及使用十分重要。应该设立一个 PBL 案例开发的工作组，负责 PBL 案例的开发和审核。根据不同的教学人群设立不同的教学目标，教学目标是 PBL 教学的出发点和归宿，也是整个 PBL 教学的核心，教学活动以教学目标为导向，且始终围绕实现教学目标而进行。好的教学案例需要具有真实性，教师可直接将患者的检查、检验结果带入课堂，让学生体会到作为医生的挑战和成就感，诱发学生的好奇心，促使其自主学习；还应该具有复杂性，针对不同教学人群，设定不同的难度，既要避免学生一眼看到真相，又要避免学生产生畏难情绪；此外教学目标应该具有多元性，教案所涉及的问题应涵盖基础医学、临床医学、叙事医学等知识与技能，而不仅仅强调临床问题的解决，或仅仅以诊断及治疗为目标。

二、教案情景的设置

完成 PBL 教学，需要教师、学生共同参与，学生每组 3~8 人为宜，学生中需要产生一位小组长和一位记录者，小组长和记录者都是由学生轮流担任的。在 PBL 教学前，教师向学生介绍 PBL，帮助他们尽快投入到 PBL 学习中。此外还需要配备 PBL 教案及适合 PBL 教学的教室(要求适合围桌的桌椅摆放，有可以书写的大白板，还有投影设备)等。

教案情景一般分成 2~4 幕，分为 2~4 次完成，每次课时 2~3 学时。

PBL 课程的实施步骤是提出问题—建立假设—收集假设—归纳总结。

第一步：根据教学对象确定学习目标。

第二步：学生分组，角色分工。

第三步：提前分发部分病例资料给学习小组，学生提前学习相关知识，组长提前对学习任务做好分工。

第四步：根据教学目标列出讨论的问题。问题可以由学生在得到病例资料后自行提出，也可以在课堂中由教师根据教学目标引导学生提出，学生自行找寻解决问题的方法。

第五步：课堂内分步骤给出病例资料，教师引导学生对问题进行讨论，解决问题。

第六步：根据课堂中讨论的问题再次提出新的问题，学生分工寻找信息，获取新的知识。

第七步：下次课堂除对下一幕提出的问题进行探讨外，还应对上次课堂提出的新问题进行讨论，解决问题。

第八步：归纳总结是否完成教案中的学习目标。

第九步：评价与反馈。

三、PBL 评估

对于 PBL 这样一种较新的学习方式，国内外对 PBL 的评估尚有许多争议，因其缺少量化而客观的评估指标。PBL 中的问题是开放的，解决问题的方法也不是唯一的，因此不能用传统教学的评价标准来衡量 PBL 的教学效果。评价不能侧重于学生获取知识的多少，而应包括解决问题能力、自学获取新知识能力、新旧知识整合、交流技能、团队精神、学习态度等，评价信息来源于解决问题过程中多种表现的综合考核。可以从以下方面进行教师对学生的评价、学生对自己的评价、学生之间的互相评价及学生对老师的评价。

(1)学习态度的评价要点：①参与态度评价。评价学生学习过程中是否主动、积极、认真解决学习过程中所遇到的困难，是否积极按时参与教学活动。②准备工作评价。评价学生是否准备好学习需要的资料，是否对探讨问题作出充分的准备。

(2)能力提高的评价要点：①通过各种渠道收集信息的能力；②分析信息、判断数据可靠性的能力；③归纳总结的能力；④解决问题的能力；⑤自主学习的能力；⑥团队合作、交流的能力；⑦创新能力，能提出引发小组讨论的新问题。

(3)学生对教师的评价要点：①教师教学态度是否认真；②是否关注小组讨论；③能否给予学生支持，鼓励学生发言；④讨论中不是教导而是引导学生的行为；⑤引导学生讨论达到学习目标，对小组作出的错误推断与假设作出修正；⑥小组讨论后作出反馈，反馈内容有利于教学改进。

课程思政

　　医学是一门高度重视实践的学科。医学的认知、规范和价值都源于实践，强实践性是医学精神的生动体现。医学实践贯穿了医学教育的全过程，医德培养和医学实践不可分割。在PBL教学中可以很好地融入课程思政教育。通过深化课程目标、内容、结构、模式等方面的改革，把政治认同、国家意识、文化自信、人格养成等思想政治教育导向与各类课程固有的知识传授有机融合，实现显性教育与隐性教育的有机结合，发挥教书育人的作用。

　　PBL教学方式能帮助学生获取和组织知识，还能发展学生的沟通技能、团队合作精神、实际解决问题的能力、自主学习的能力、信息共享能力，有利于培养学生的应用性、适应性和创新性。

（李湘民　王爱民）

第二章

呼吸系统急危重症

第一节　呼吸窘迫从何而来

【学习目标】

1. 掌握呼吸衰竭的定义与分型。
2. 了解解读血气分析的六步法。
3. 掌握急性呼吸困难的病因鉴别。
4. 掌握急性呼吸窘迫综合征的病理生理变化、诊断、鉴别诊断及急诊处理流程。
5. 了解金黄色葡萄球菌的感染影像特征、诊断流程与治疗。
6. 培养学生自主学习的意识和能力、医患沟通能力及团队合作能力。

【教师案例指引方案】

　　3~8名住培学生组成学习小组，分三次教学活动完成本轮PBL教学。部分病例资料提前一周分享给学习小组，学生提前学习相关知识，组长提前对学习任务做好分工。课堂中，将病例资料分步提供给学生，教师隐藏病例线索并在恰当的时机提供病例线索。根据教学目标预设问题，学生自己总结并提出、讨论及解决问题。当学生提出的问题偏离学习目标时，教师根据预设问题进行引导。课堂中，教师不提供任何问题的答案，由学习小组课后自主学习并在下次课堂上汇报。

【课堂内时间安排】

1. 一次课程时间：120分钟。
2. 教师介绍时间：5分钟。
3. 学生讨论时间：90分钟。

4.学生总结时间：15 分钟。

5.教师总结与讲评时间：10 分钟。

◆ 第一幕　出差途中莫名急起呼吸困难

罗某，男，今年 53 岁，是北京的一名公务员。昨天他来长沙出差，白天在外做调研，晚上在宾馆突发呼吸困难，不伴胸痛、胸闷，无发热、咳嗽、咳痰。他自行到药店购买沙丁胺醇吸入后未见明显好转，遂由同事送至急诊科就诊。入院时患者神志模糊，口唇发绀，护士经口吸出粉红色泡沫样痰，测生命体征：P 141 次/min，BP 135/85 mmHg①，SPO₂ 65%。（以上资料可以提前一周发给学习小组）

🔍 **教师指引学生讨论的问题**

1.呼吸困难的常见原因有哪些？

2.围绕主诉简述下一步需要补充的病史、重要部位体格检查及重要的检验检查。

提供如下资料：

罗某，男，53 岁，已婚，北京某单位公务员，7 月 10 日 22：30 就诊于急诊科。

主诉：突发呼吸困难 2 小时。

现病史：患者同事诉 7 月 10 日约 20：30 突发无明显诱因的呼吸困难，不伴胸痛、胸闷，无发热、咳嗽、咳痰，否认饮酒、误吸，予以沙丁胺醇后未见明显好转，遂送至急诊科就诊，入院时患者神志模糊，口唇发绀，经口吸出粉红色泡沫样痰。

既往史：有冠心病病史，植入冠状动脉支架 4 枚；有高血压病、鼻咽癌、肾功能不全等病史，否认糖尿病病史，无肝炎、结核病史，无重大外伤及手术史，无药物、食物过敏史。预防接种史不详。

体格检查：T 36.5℃，R 38 次/min，P 141 次/min，BP 135/85 mmHg，SPO₂ 65%。神志模糊，急性病容，口唇发绀，呼吸急促，双肺呼吸音粗，双下肺闻及湿性啰音，心尖搏动位于左侧第 5 肋间锁骨中线内侧 0.5 cm，各瓣膜区未及震颤及心包摩擦感。心率 141 次/min，心律不齐，心音强弱不等，各瓣膜区无杂音及心包摩擦音，肝脾肋下未触及，双侧肾区无叩痛。

入院后立即完善以下检查：

血气分析：pH 7.14，PaCO₂ 31.0 mmHg，PaO₂ 34.8 mmHg，Na⁺ 143.0 mmol/L，HCO₃⁻ 19.0 mmol/L，Lac 7.7 mmol/L。

心肌酶：LDH 395.2 U/L，CK 834.0 U/L，CK-MB 107.2 U/L，Mb 52.4 U/L。

cTnT：17.43 ng/mL。

NT-proBNP：12000.3 pg/mL。

心电图：窦性心动过速，肢体导联、V1~V3 胸导联 ST 段压低。

3.总结病例特点。

---

① 1 mmHg≈133.32 Pa。

4.简述目前的诊断及鉴别诊断。

5.解读血气分析。

6.简述呼吸衰竭的分型并进行病因分析。

7.对呼吸窘迫患者需要进行哪些紧急处理?

本幕结局与转归:入急诊科抢救室后立即经口吸出大量粉红色泡沫样痰,行气管插管、呼吸机辅助呼吸,同时考虑急性非 ST 段抬高型心肌梗死、急性左心衰竭,予以口服阿司匹林 100 mg+氯吡格雷 75 mg 治疗,去乙酰毛花苷注射液(西地兰)抗心力衰竭治疗,但患者仍然呼吸急促,病情危重,故转入急诊科监护室继续救治。

本幕小结

给出基本病例资料,引导学生总结病例特点,得出初步诊断,评估病情危重程度,进行呼吸衰竭的紧急处理并拟定下一步的诊治措施。在此幕中,学生讨论呼吸衰竭的可能原因,学会血气分析。

◆ 第二幕　脱困呼吸困难

考虑患者病情极危重,于 7 月 11 日转入中南大学湘雅医院急诊科监护室继续治疗。入监护室后心电监护示 P 112 次/min,R 18 次/min(呼吸机辅助),BP 203/67 mmHg,经口气管插管接有创呼吸机辅助通气,氧浓度 100%。血气分析提示 pH 7.41,$PaCO_2$ 42.3 mmHg,PaO_2 48.2 mmHg,BE 2 mmol/L,HCO_3^- 26.7 mmol/L,SaO_2 84%。入监护室之前完善胸部 CT+肺动脉考虑为:①双肺改变,原因待查,急性呼吸窘迫综合征待排除;②双侧胸腔少量积液;③心脏增大,肺动脉干增宽,肺动脉高压可能;④肺动脉 CTA 未见明显肺栓塞征象。肺部 CT 如图 2-1-1 所示。

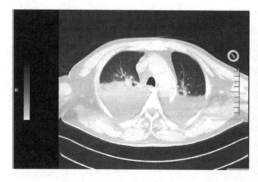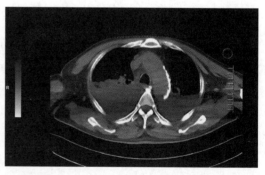

图 2-1-1　肺部 CT

教师指引学生讨论的问题

1.简述急性呼吸窘迫综合征的定义、病理生理机制。

2.简述肺部 CT 影像结果。

3.简述该患者缺氧的类型。

4.简述该患者可能的诊断及鉴别诊断。

5.还需要进一步做哪些检查？

6.下一步的处理方案是什么？

补充的实验室结果：

血常规：WBC $8.2×10^9$/L，RBC $4.99×10^{12}$/L，Hb 144 g/L，PLT $145×10^9$/L。

血生化：ALB 36.9 g/L，AST 113.7 U/L；BUN 11.23 mmol/L，Cr 142.2 μmol/L；葡萄糖 7.79 mmol/L；LDH 398 U/L，CK 733.2 U/L，CK-MB 72.7 U/L；Mb 206 μg/L，肌钙蛋白 147.13 ng/mL；K^+ 3.23 mmol/L；Lac 2.4 mmol/L。

凝血功能：正常。

NT-proBNP：5355.4 pg/mL。

炎症指标：IL-6 130 pg/mL，TNF 14.6 pg/mL，PCT 1.27 ng/mL，ESR 正常。

心脏彩超：左心房、左心室、右心房增大，左心功能减退（EF 43%），主动脉窦部至升部增宽，左心室室壁增厚，肺动脉内径增宽，下腔静脉增宽，主动脉瓣中重度反流，二尖瓣中度反流，三尖瓣轻中度反流，肺动脉瓣轻度反流，心律失常。

彩超胸腔积液（定位）：双侧胸腔积液。

心电图：心房颤动，室性期前收缩，左心室肥大伴继发性复极异常。

本幕结局与转归：予美罗培南抗感染治疗，辅以抗血小板、护胃、改善循环、调控血压、维持电解质平衡、营养支持等处理；但患者出现发热，体温最高为39.8 ℃。氧合明显改善，继续予以有创呼吸机辅助通气加俯卧位通气，振动排痰，行支气管镜肺泡灌洗术抽吸出粉红色的痰液，类似于果汁，灌洗液送检涂片、染色、培养。

补充资料：下呼吸道标本需氧菌培养+涂片镜检提示可见革兰氏阳性球菌。

呼吸道九联检：支原体抗体呈阳性（1∶320）。

7.如何进行俯卧位通气？

8.如何留取合格的痰标本？解读痰标本送检内容。

9.修正诊断。

本幕小结

给出 CT 检查结果，引导学生阅读 CT 影像结果。通过影像结果分析呼吸困难的原因。进一步拓展理解 ARDS 的病理生理机制，分析缺氧的类型，培养发散性的临床思维能力。学会以痰标本送检对肺部感染进行病因筛查，掌握俯卧位通气的操作流程与呼吸机参数的基本调节。

◆ 第三幕　探寻呼吸困难真凶

通过机械通气改善氧合，美罗培南加左氧氟沙星抗感染覆盖非典型病原体，患者呼吸平稳，第7天撤离呼吸机，拔除气管导管，停镇痛镇静药物，神志清醒，病程中出现寒战高热，体温最高为39.8 ℃。

教师指引学生讨论的问题

1. 为了追寻发热原因，需要完善哪些检查？
2. 下一步需要完善哪些检查？
3. 清醒患者为什么会出现重症肺炎？需要考虑哪些诱因？需要补充哪些病史？

根据学生提出的需要完善的检验检查资料，补充以下资料：

鉴定结果：金黄色葡萄球菌			
抗生素	**MIC**(mg/L)	敏感度	使用方法（一次）
环丙沙星	<=0.5	S	MIC
克林霉素	<=0.25	S	MIC
红霉素	<=0.25	S	MIC
庆大霉素	<=0.5	S	MIC
D试验	<Neg	–	MIC
利奈唑胺	2	S	MIC
左旋氧氟沙星	0.25	S	MIC
莫西沙星	<=0.25	S	MIC
呋喃妥因	<=16	S	MIC
苯唑西林	<=0.5	S	MIC
头孢西丁筛查实验	Neg	–	MIC
青霉素G	>=0.5	R	MIC
奎奴普丁/达福普汀	<=0.25	S	MIC
利福平	<=0.5	S	MIC
复方新诺明	<=0.5/9.5	S	MIC
四环素	<=1	S	MIC
替加环素	<=0.12	S	MIC
万古霉素	1	S	MIC

图 2-1-2　药敏结果

血需氧菌培养：金黄色葡萄球菌。药敏结果如图 2-1-2。4. 细菌药敏结果解读。
5. 吸入性肺炎的常见诱因。
6. 总结重症肺炎的诊断标准。

本幕结局与转归：通过机械通气改善氧合，患者呼吸平稳，病程第 7 天拔除气管导管，停镇痛镇静药物，神志清醒，血培养结果为金黄色葡萄球菌，依据药敏结果改哌拉西林抗感染治疗，患者体温恢复正常，CT 结果示肺部炎症病灶吸收(图 2-1-3)。

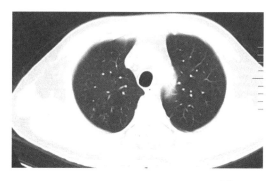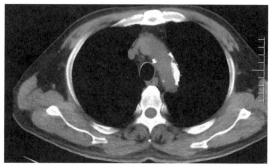

图 2-1-3　治疗后 CT

 本幕小结

经过第一幕、第二幕诊疗讨论，患者重症肺炎基本明确，进一步引导学生对重症肺炎的诱因进行追寻，通过再次询问患者，获悉其发病前喝过酒，醉酒后呕吐是导致误吸的最可能的诱因，讨论如何提高病史采集过程中获取信息的能力；病程中出现呼吸道症状好转，但体温突然上升这种与治疗相矛盾的地方，教师应引导学生探讨深层次的原因，最后对患者的诊断做一个总结。

课程思政
面对重症患者，重在向学生传递两个理念：一是敬佑生命，永不放弃，面对重症患者，只要有一线生机，就要坚持"不抛弃、不放弃"；二是敬畏生命，业务精进、不断超越。

（周利平）

第二节　扑朔迷离的咯血

【学习目标】

1. 咯血的急诊处理方法。
2. 危重患者评估方法。
3. 熟悉咯血的病理生理机制。
4. 熟悉咯血的鉴别诊断及急诊处理流程。
5. 从咯血合并多浆膜腔积液的病例中提升急诊临床思维能力。
6. 培养学生自主学习的意识和能力、医患沟通能力及团队合作能力。

【教师案例指引方案】

3~8 名住培学生组成学习小组，分三次教学活动完成本轮 PBL 教学。部分病例资料提前一周分享给学习小组，学生提前学习相关知识，组长提前对学习任务做好分工。课堂中，将病例资料分步提供给学生，教师隐藏病例线索并在恰当的时机提供病例线索。根据教学目标预设问题，学生自己总结并提出问题、讨论及解决问题。当学生提出的问题偏离学习目标时，教师根据预设问题进行引导。课堂中，教师不提供任何问题的答案，由学习小组课后自主学习并在下次课堂上汇报。

【课堂内时间安排】

1. 一次课程时间：120 分钟。
2. 教师介绍时间：5 分钟。
3. 学生讨论时间：90 分钟。
4. 学生总结时间：15 分钟。
5. 教师总结与讲评时间：10 分钟。

◆ 第一幕　突发咯血

老李今年 70 岁，是一名退休老师，平日身体健康。从 2 月开始，他觉得有点胸闷，断断续续咳嗽，有时喘不上气，爬楼也很费劲。4 月的一天晚上，他和家里人在看电视，突然觉得喘不上气，咳嗽得厉害，还咳出了少量鲜红色的血，眼前一黑就没有意识了，好在几秒就恢复过来了。家里人连忙将他送到医院，路上不断咯血，把老李和家里人吓坏了。

你是急诊科抢救室的值班医生，这天晚上 10 点多，老李来到了分诊台，主要症状是胸闷、气促、晕厥、咯血。分诊台测生命体征：T 37.1 ℃，P 103 次/min，R 20 次/min，BP 114/76 mmHg，SPO_2 94%。老李入抢救室后，觉得症状越来越严重，要求尽快缓解症状，查明病因。（以上资料可以提前一周发给学习小组）

教师指引学生讨论的问题

1. 提炼主诉与现病史。
2. 目前存在的问题与疾病的病理生理机制。
（1）咯血的病理生理机制。
（2）大咯血的定义，咯血与呕血的鉴别。
3. 需补充的病史、重点部位体格检查及需完善的重点检验检查。
提供如下资料：
老李，男，70 岁，退休教师，4 月 28 日 22:40 就诊于急诊科。

主诉：反复胸闷气促2个多月，加重伴晕厥咯血2小时。

现病史：患者于2月10日无明显诱因出现胸闷气促，无胸痛，活动后胸闷症状加重，休息后稍好转。4月28日夜间静息状态下突发呼吸困难，咯鲜红色血液4~5次，每次10~20 mL，伴有意识不清5~7 s，发作过程中大便失禁，面色青紫，无口吐白沫、抽搐、肢体麻木、感觉异常，无发热、大汗，无头痛、胸痛等不适。由120救护车转运至中南大学湘雅医院急诊科就诊。患者患病以来，食欲欠佳，精神、睡眠尚可，大小便正常，体重无明显改变。

既往史：慢性咳嗽、咳痰10余年，2020年11月诊断为慢性阻塞性肺疾病，规律予以沙美特罗替卡松粉吸入剂（每次1吸，每日2次）治疗。

个人史：生于湖南省安化县，久居本地，偶饮酒，吸烟30年，2~3包/天，戒烟4年。

体格检查：T 37.1 ℃，P 103次/min，R 20次/min，BP 114/76 mmHg，SPO₂ 94%。慢性病容，神志清楚，桶状胸，双肺呼吸音稍粗，双下肺可闻及少量细湿啰音，未闻及胸膜摩擦音。心界无扩大，律齐，心音可，各瓣膜听诊区未闻及病理性杂音。腹软，无明显压痛、反跳痛，肝脾肋下未触及，肠鸣音正常。双下肢轻度水肿。

4. 总结病例特点。

5. 目前的诊断及鉴别诊断。

6. 下一步需要完善的检验检查。

本幕结局与转归：经过止血、补液等治疗后，患者咯血较前好转，现痰中带血。

本幕小结

给出基本病例资料，引导学生总结病例特点，得出初步诊断，评估病情危重程度，拟定下一步的诊治措施。在整个过程中，要求学生掌握咯血的急诊处理方案、危重患者的评估方案，熟悉咯血的病理生理机制。

◆ 第二幕　明察秋毫

主要的检查结果：

血常规：WBC 9.19×10⁹/L，Hb 110 g/L，中性粒细胞绝对值6.95×10⁹/L，中性粒细胞百分比75.7%，PLT 256×10⁹/L。

尿常规+大便常规：正常。

血生化：TP 64.4 g/L，ALB 36.8 g/L；肾功能、电解质未见异常；D-二聚体13.44 mg/L；CK、CK-MB正常。

炎症指标：CRP 95.13 mg/L，PCT 0.049 ng/mL，ESR 62 mm/h。

NT-proBNP：2042.0 pg/mL。

cTnI：正常。

心电图：窦性心律，不完全性右束支传导阻滞。

心脏彩超：LVD 43 mm，LAS 34 mm，RVD 27 mm，RAS 28 mm，EF 65%，心包积液，心尖16 mm，右室侧壁心尖部16 mm；左心室舒张功能减退。

🔑 教师指引学生讨论的问题

1. 判读检查结果。
2. 简述该患者可能的诊断、紧急处理方案、病情危重程度的判断。
3. 简述咯血的常见原因、常见伴随症状。
4. 如何明确咯血的病因？
5. 简述需补充的病史、重点部位体格检查及需完善的重点检查。
6. 下一步的处理方案是什么？

本幕结局与转归：患者在外出完善检查的过程中再次咯血，咯出鲜红色血液约 100 mL。

🔑 本幕小结

给出主要的异常检查结果，引导学生对初步诊断提出疑问。在整个过程中，要求学生掌握检验检查结果的判读，分析可能的病因；要求学生掌握咯血的常见原因、大咯血的紧急处理流程及急性肺栓塞的诊断标准。根据检验检查结果进行下一步的修正诊断及进一步的处理，培养学生发散性的临床思维能力。

◆ **第三幕 水落石出** ─────────◇◇

列出完善的检查：

肺动脉 CTA（图 2-2-1）+肺部及全腹部增强 CT：①右心房前壁及心包占位性病变，考虑右冠脉受侵可能；②双肺新增斑片实变及结节灶，纵隔、左肺门淋巴结肿大，疑心脏恶性肿瘤并转移；③心包少量积液同前，主动脉硬化；④支气管疾患，双肺感染，左侧胸膜增厚；⑤肺动脉 CTA 未见栓塞；⑥胆总管及肝内胆管扩张，主胰管稍扩张，建议结合 MRI 增强及 MRCP 检查；⑦左肝及左肾囊肿。

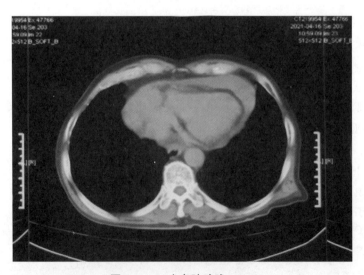

图 2-2-1 患者肺动脉 CTA

教师指引学生讨论的问题

1. 总结病例特点。

2. 简述诊断及鉴别诊断。

3. 简述大咯血的处理。

4. 简述大咯血急诊手术的指征。

本幕结局与转归：完善术前检查、备血，行支气管动脉/肋间动脉造影+栓塞术，术后应用止血药，咯血停止。

补充资料：

PET-CT（图2-2-2）：①右心房旁及心包区糖代谢增高的占位，考虑恶性肿瘤；②双肺内及双侧胸膜多发糖代谢增高结节，考虑双肺并胸膜转移可能性大；③T3椎体骨质破坏、压缩并椎管内软组织影，左侧肩胛骨骨质破坏并周围糖代谢异常增高的软组织肿块，考虑骨转移并T3椎体病理性骨折；右侧第4肋、右侧髂骨、骶骨近右侧骶髂关节、左侧坐骨糖代谢增高，骨质无明显破坏，考虑骨转移可能性大；④双肺门多发糖代谢的结节影，考虑淋巴结转移可能；⑤T8椎体糖代谢无增高的低密度灶，考虑血管瘤；⑥支气管疾患并肺气肿，左肾囊肿，胆总管及肝内胆管扩张。

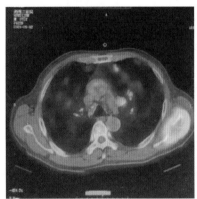 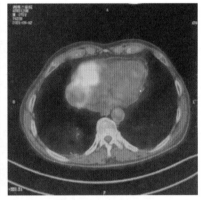 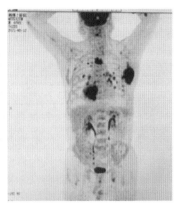

图2-2-2 患者PET-CT

左侧肩胛骨穿刺组织病理活检结果（图2-2-3）：考虑心脏血管肉瘤骨转移。

5. 讨论后的诊断：①心脏血管肉瘤并全身多处转移；②肺转移并咯血，支气管动脉/肋间动脉栓塞术后；③慢性阻塞性肺疾病急性加重期；④肝囊肿；⑤肾囊肿。

6. 心脏血管肉瘤相关知识介绍。

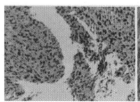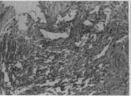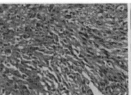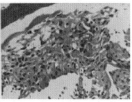

| ERG | HE×100 | HE×100 | HE×200 |

镜下见局灶肿瘤细胞呈梭形、卵圆形形态,有血管腔隙,可见少许胞质内腔隙和红细胞,局灶异型性明显,结合免疫组化结果及影像学检查,符合心脏血管肉瘤骨转移。免疫组化:CK(-),EMA(-),CK8/18(-),CD34(+),CD31(+),HHV8(-),ERG(+),LCA(-),P53(-),Ki67(热点区25%+),SMA(+/-),Desmin(-),Myogenin(-),MyoD1(-),S100(-),HMB45(-),CR(-),WT-1(-),CD99(弱+),Bc1-2(弱+),D2-40(-),INI-1(+)。

图 2-2-3　患者左侧肩胛骨穿刺组织病理活检结果

 本幕小结

　　根据讨论得出的常见咯血病因及急诊咯血相关治疗方法,进一步结合症状、体征、实验室检查、影像学检查结果分析咯血的原因。引导学生再次总结病例特点,得出结论,拟定下一步诊治方案。教学过程中,带领学生掌握咯血的急诊处理方案、咯血鉴别诊断,熟悉咯血的病理生理机制、临床表现,探讨临床咯血的少见病因,讨论如何提高医患沟通技能和病史采集过程中获取信息的能力。

课程思政
医学生不但要保持好奇心,对任何事物要有求知精神,而且对任何事物都要保持刨根问底的精神、探求新知的欲望。如果能做到这一点,那么你一定会成为一个对社会有用的人,从而推动人类的进步,让世界变得更加美好。希望医学生们对刨根问底、探求新知的精神有新的认识和思考。让刨根问底的精神真正成为中国文化的一部分。

(张宏亮)

第三节　似是而非的咳嗽气促发热

【学习目标】

1.掌握慢性阻塞性肺疾病急性加重期的急诊处理方案。

2.掌握呼吸系统危重症患者病情评估方法。

3.熟悉咳嗽、气促、发热的病理生理机制。

4.掌握慢性阻塞性肺疾病急性加重期和肺炎的临床表现及需要完善的相关检验检查。

5.熟悉慢性阻塞性肺疾病急性加重期和肺炎的病理生理变化、诊断、鉴别诊断及急诊处理流程。

6.从咳嗽、咳痰合并发热的病例中提升急诊临床思维能力。

7.培养学生自主学习的意识和能力、医患沟通能力及团队合作能力。

【教师案例指引方案】

3~8名住培学生组成学习小组，分三次教学活动完成本轮PBL教学。部分病例资料提前一周分享给学习小组，学生提前学习相关知识，组长提前对学习任务做好分工。课堂中，将病例资料分步提供给学生，教师隐藏病例线索并在恰当的时机提供病例线索。根据教学目标预设问题，学生自己提出、讨论及解决问题。当学生提出来的问题偏离了教学目标时，教师根据预设问题进行引导。课堂中，教师不提供任何问题的答案，由学习小组课后自主学习并在下次课堂汇报。

【课堂内时间安排】

1.一次课程时间：120分钟。

2.教师介绍时间：5分钟。

3.学生讨论时间：90分钟。

4.学生总结时间：15分钟。

5.教师总结与讲评时间：10分钟。

◆ 第一幕 一叶障目

孙爷爷是一位 74 岁的退休干部，每到冬天就会出现反复咳嗽、气促，这个问题已经困扰了他 5 年，最近到了 5 月，天气逐渐转暖，但是 1 个月前孙爷爷发现自己的咳嗽、咳痰、胸闷、气促症状逐渐加重，咳白色黏痰。15 天前，孙爷爷和朋友踏青受凉后，当晚突然出现呼吸困难，无胸痛、心悸等不适，休息后仍无缓解，随后立即就诊于当地医院，但是治疗后未见明显好转，还是存在持续的发热、气促。

你是急诊科抢救室的白班值班医生，今天 10：00 左右，孙爷爷来到了分诊台，自称反复咳嗽、气促 5 年，1 个月前开始出现咳嗽、咳痰、胸闷、气促，当地医院考虑为慢性阻塞性肺疾病急性加重期，经过一段时间治疗后未见明显好转，遂来到急诊科。外院 CT 示：①支气管疾患，双肺支气管扩张并感染，双侧少量胸腔积液；②右下肺外段结节，部分钙化；③冠状动脉钙化，心包多发钙化。分诊台测生命体征：T 39.6 ℃，P 90 次/min，R 30 次/min，BP 105/68 mmHg，SPO_2 89%。孙爷爷入抢救室后，自觉症状有所缓解。（以上资料可以提前一周发给学习小组）

🔑 教师指引学生讨论的问题

1. 请根据上述病例信息提炼主诉与现病史。
2. 从病理生理机制的角度分析患者目前存在的问题。
（1）胸闷、气促的病理生理机制。
（2）发热的病理生理机制。
（3）低氧血症的病理生理机制。
3. 简述呼吸困难的分型。该患者属于何种？
4. 结合患者的病史，简述下一步需要补充的病史、重点部位体格检查及重点的检验检查。

提供如下资料：

孙爷爷，男，74 岁，已婚，退休干部，5 月 22 日 10：00 就诊于急诊科。

主诉：反复咳嗽、气促 5 年，加重伴发热 1 个月。

现病史：患者自诉 5 年前出现反复咳嗽、气促，1 个月前受凉后咳嗽、咳痰、胸闷、气促症状加重，痰为白色黏痰，不易咳出，无血丝，不伴胸痛、心悸等不适。遂于当地医院就诊，考虑诊断为慢性阻塞性肺疾病急性加重期，具体治疗不详，治疗后未见明显好转，遂入急诊科。

既往史：既往有冠心病病史，未行冠脉造影检查。无高血压、糖尿病病史，无食物药物过敏史。

一般检查：T 39.6 ℃，P 90 次/min，R 30 次/min，BP 105/68 mmHg，SPO_2 89%。神志清楚，口唇发紫，胸廓前后径增宽，呈桶状，肋间隙增宽，双肺触诊语颤减弱，心尖搏动传导减弱，肺部呈过清音，双肺呼吸音弱，左肺可闻及少量干湿啰音，右肺可闻及大量干湿啰音，心率 90 次/min，律齐。腹软，双下肢未见明显水肿。

辅助检查：当地医院完善 CT 示，①支气管疾患，双肺支气管扩张并感染，双侧少量胸腔积液；②右下肺外段结节，部分钙化；③冠状动脉钙化，心包多发钙化。

5. 根据以上病例资料总结患者的病例特点。

6. 患者目前的诊断及鉴别诊断。

7. 下一步需要完善的检验检查。

8. 患者目前氧疗的方式和目标。

本幕结局与转归：经积极吸氧、抗感染、扩张支气管、止咳、雾化化痰后，患者气促较前好转，氧合指数维持在 92%~93%，但仍有持续发热。

本幕小结

给出基本病例资料，引导学生总结病例特点，得出初步诊断，评估病情危重程度，拟定下一步的诊治措施。在整个过程中，要求学生掌握慢性阻塞性肺疾病急性加重期的氧疗方式及急诊处理方案、呼吸系统危重症患者的评估及治疗方案，熟悉呼吸系统疾病的病理生理机制。

◆ 第二幕　真伪莫辨

完善相关检验检查，结果如下：

血常规：WBC 8.9×10^9/L，Hb 148 g/L，中性粒细胞绝对值 7.93×10^9/L，中性粒细胞百分比 89.1%，PLT 90×10^9/L，嗜酸性粒细胞绝对值 0.06×10^9/L。

生化：ALB 30.4 g/L，胆红素、ALT、AST 正常；血脂正常；电解质正常；肾功能正常；血糖 5.78 mmol/L；血淀粉酶正常。

炎症指标：PCT 0.34 ng/mL，CRP 32.49 mg/L。

NT-proBNP：正常。

肌钙蛋白：正常。

血气分析（吸氧浓度 33%）：pH 7.38，$PaCO_2$ 34.4 mmHg，PaO_2 75.3 mmHg，BE 1.6 mmol/L，HCO_3^- 25.8 mmol/L，SaO_2 94.3%。

结核感染 T 细胞斑点试验：干扰素检测（ESAT-6）2（正常值 0~6）；干扰素检测（CFP-10）7（正常值 0~6）。类风湿因子、免疫全套、血管炎三项、结缔组织全套阴性。

肺功能：支气管舒张试验阴性(舒张前：FEV_1 1.17 L，占预计值 52%；FVC 2.19 L，占预计值 64.9%；FEV_1/FVC 60.85%，占预计值 72.5%。舒张后：FEV_1 1.18 L，占预计值 52.4%，FVC 2.02，占预计值 68.5%，FEV_1/FVC 58.14%，占预计值的 69.2%)。

HRCT(图 2-3-1)表现：双下肺可见散在条索、斑索影；右下肺叶可见结节样致密影；双侧胸腔积液，以右侧为主。诊断：双肺炎症，双侧胸腔积液，右肺下叶支气管致密影(钙化？异物？)。

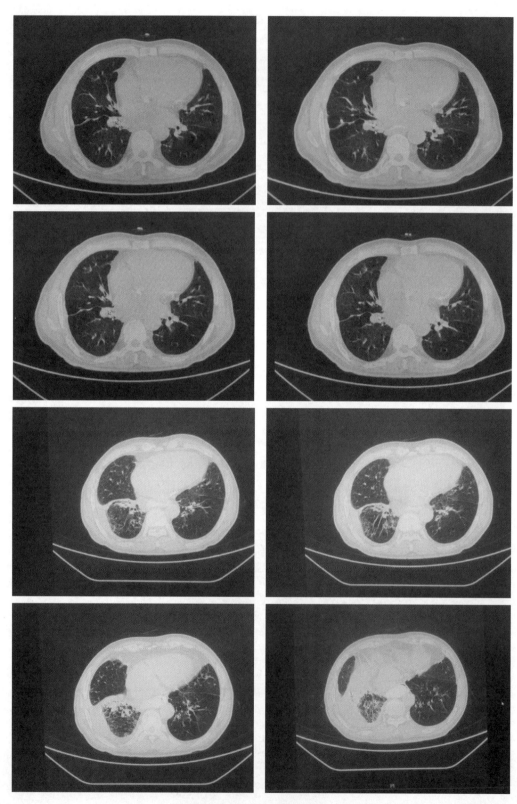

图 2-3-1　患者肺部 HRCT

教师指引学生讨论的问题

1. 判读检验检查结果。
2. 该患者可能的诊断,该患者进一步的治疗方案、病情判断。
3. 分析患者目前持续低氧血症及高热的原因。
(1)慢性阻塞性肺疾病急性加重:分析患者发热的原因及肺异常呼吸音。
(2)阻塞性肺炎:分析占位原因及阻塞部位,占位部位的性质(钙化? 异物?)。
4. 简述慢性阻塞性肺疾病急性加重期的治疗原则及肺炎的治疗方案。
5. 对患者肺功能及 HRCT 进行分析解读。
6. 结合 HRCT,分析患者目前占位是否考虑肿瘤并说明原因。
7. 修正诊断。
8. 还需要补充哪些病史、体格检查?
9. 后续治疗方案。
本幕结局与转归:气促,氧合较前好转,予以美罗培南抗感染,但仍有持续发热。

本幕小结

给出主要的异常检查结果,引导学生对初步诊断提出疑问。在整个过程中,要求学生掌握检验检查结果的判读,学习肿瘤与异物的影像学鉴别;要求学生掌握肺炎的病理类型、阻塞性肺炎的治疗原则。根据检验检查结果进行下一步的修正诊断及进一步的处理,培养学生发散性的临床思维能力。

◆ 第三幕 拨云见日 ————————————————◇◇

根据学生提出的问题,完善相关检验检查资料:

纤维支气管镜检查,结果如下:会厌、声门未见明显异常;气管、隆突未见明显异常;右肺右下基底干可见异物堵塞管腔,经冷冻,钳夹取出长度为 2 cm 左右的柱状异物(图 2-3-2)。

孙爷爷做完纤维支气管镜检查后回忆起自己有次无意中呛了一个塑料,当时以为自己咽下去了,没有过多在意,但自那以后就经常发热,并且咳痰明显增多。

教师指引学生讨论的问题

1. 总结病例特点。
2. 目前的诊断与鉴别诊断。
3. 下一步需要完善的检验检查。
4. 异物阻塞支气管常见部位。
5. 阻塞性肺炎导致低氧血症及发热的病理生理机制。
6. 肺占位性病变行纤维支气管镜检查的指征。

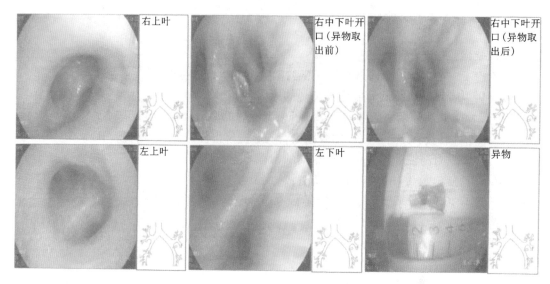

图 2-3-2　患者纤维支气管镜检查结果

7.阻塞性肺炎与肺炎如何鉴别？

8.导致误诊、漏诊的因素。

本幕结局与转归：经纤维支气管镜取出长约 2 cm 柱状异物后，患者体温逐渐降低，5 天后患者出院。

本幕小结

根据上次讨论得出的与初步诊断不相符的症状、体征、实验室检查，进一步给出详细的病史及检查结果。引导学生再次总结病例特点，得出诊断，拟定下一步诊治方案。教学过程中，带领学生掌握支气管内异物急诊处理方案，熟悉阻塞性肺炎的病理生理机制、临床表现，探讨该病例误诊、漏诊的原因，讨论如何提高医患沟通技能和病史采集过程中获取信息的能力。

课程思政

呼吸道异物是生活中的常见急症之一。若有异物吸入史，或疑有异物吸入史，虽无体征，或 X 线检查阴性，或有不明显原因的支气管阻塞及久治不愈的急、慢性肺炎及肺不张的病人均应考虑行支气管镜检查，进一步明确诊断。在成人中，气道异物容易导致阻塞性肺炎且容易漏诊；在儿童中，气道异物是意外伤害的主要原因之一，且有致命的危险。气道异物最简单、最有效的急救方法是海姆立克急救法，也被称为"生命的拥抱"，每个人都要掌握这一急救方法。在遇到异物梗阻的危急时刻，应当挺身而出，沉着冷静，用专业的急救技能拯救他人，拥抱生命，承担社会责任。

（刘怀政）

第四节 迷雾重重的呼吸困难

【学习目标】

1. 掌握肺炎的诊断标准、病情严重程度评价标准。
2. 熟悉重症肺炎的诊断标准。
3. 熟悉不同类型肺炎的常见病原体及抗菌药物的选择。
4. 掌握呼吸困难的定义、病理生理机制、常见病因及鉴别诊断。
5. 从发热、胸痛、呼吸困难的病例中提升急诊临床思维能力。
6. 培养学生自主学习的意识和能力、医患沟通能力及团队合作能力。

【教师案例指引方案】

3~8 名住培学生组成学习小组，分三次教学活动完成本轮 PBL 教学。部分病例资料提前一周分享给学习小组，学生提前学习相关知识，组长提前对学习任务做好分工。课堂中，将病例资料分步提供给学生，教师隐藏病例线索并在恰当的时机提供病例线索。根据教学目标预设问题，学生自己提出、讨论及解决问题。当学生提出来的问题偏离了教学目标时，教师根据预设问题进行引导。课堂中，教师不提供任何问题的答案，由学习小组课后自主学习并在下次课堂汇报。

【课堂内时间安排】

1. 一次课程时间：120 分钟。
2. 教师介绍时间：5 分钟。
3. 学生讨论时间：90 分钟。
4. 学生总结时间：15 分钟。
5. 教师总结与讲评时间：10 分钟。

◆ 第一幕 雾里看花

77 岁的王爷爷最近半个月以来出现反复咳嗽、咳痰，痰液黏稠，不容易咳出，轻微活动就感到呼吸困难，最近 1 周症状越来越严重，而且出现发热，体温最高有 39.9 ℃，伴胸痛。3 天前患者在当地医院就诊，考虑肺炎，予以抗感染等治疗，王爷爷觉得症状无好转，因此转入中南大学湘雅医院急诊科。

你是急诊科抢救室的晚班值班医生,分诊台测王爷爷生命体征:T 37.5 ℃,P 80 次/min,R 28 次/min,BP 140/60 mmHg,SPO_2 90%。(以上资料可以提前一周发给学习小组)

教师指引学生讨论的问题

1. 提炼主诉与现病史。

2. 目前存在的问题与疾病的病理生理机制。

(1) 发热的病理生理机制。

(2) 呼吸困难的病理生理机制。

(3) 胸痛的病理生理机制。

3. 该患者的低氧血症类型。

4. 简述下一步需要补充的病史、重点部位体格检查及重点的检验检查。

提出需要补充的病史、重点部位体格检查及重点的检验检查后,提供如下资料:

王爷爷,男,77 岁,已婚,退休人员,11 月 20 日 20:00 就诊于急诊科。

主诉:咳嗽、咳痰、呼吸困难半月,加重伴发热、胸痛 1 周。

现病史:患者于半个月前受凉后出现咳嗽、咳痰,为白色脓痰,难以咳出,伴有呼吸困难,无明显发热、头晕、头痛、咯血、腹痛、腹泻等,自行服用药物治疗(具体不详)。1 周前患者上述症状加重,伴有发热、畏寒、寒战,最高体温 39.9 ℃,伴胸痛,以心前区持续性隐痛为主,无咯血,2021 年 11 月 17 日至当地医院就诊,考虑肺部感染。予以抗感染、平喘、化痰等处理后症状无明显好转。

既往史:冠心病(缺血性心肌病型、心功能Ⅲ级),慢性湿疹,类风湿关节炎(服用药物不详)。

一般检查:T 37.5 ℃,P 80 次/min,R 28 次/min,BP 140/60 mmHg,SPO_2 90%。神志清楚,精神差,双肺未闻及干湿啰音,心率 80 次/min,律齐,腹软,无压痛、反跳痛。肠鸣音正常,四肢肌力、肌张力正常,双下肢不肿。

辅助检查:血常规示 WBC $7.47×10^9$/L,Hb 113 g/L,PLT $150×10^9$/L;肺部 CT 示肺部感染。

5. 总结患者的病例特点。

6. 目前的诊断及鉴别诊断。

7. 下一步需要完善的检验检查。

本幕结局与转归:经常规抗感染处理后症状缓解不明显。

本幕小结

给出基本病例资料,引导学生总结病例特点,得出初步诊断,评估病情危重程度,拟定下一步的诊治措施。在整个过程中,要求学生掌握肺炎的诊断标准、病情严重程度评价;熟悉发热、胸痛、呼吸困难的病理生理机制。

◆ 第二幕　见微知著 ·· ◇◇◇

入急诊室后完善抽血检查，主要结果如下：

血气分析：pH 7.53，PaO_2 43 mmHg，PCO_2 25 mmHg，HCO_3^- 20.9 mmol/L。

D-二聚体：5.74 mg/L。

NT-proBNP：1490 ng/L。

肌钙蛋白：正常。

肺部 CT 示右下部分肺动脉栓塞、两肺间质性改变、双肺内渗出性病变。

心脏彩超：室壁运动欠协调，三尖瓣中度反流，左心室收缩功能测值正常（EF 50%～60%），舒张功能减退。

🔑 教师指引学生讨论的问题

1. 判读检验检查结果。

2. 该患者可能的诊断，该患者紧急处理方案、病情判断。

3. 患者呼吸衰竭原因分析。

4. 患者重症肺炎诊断标准是否成立？感染的病原体可能有哪些？

5. 修正诊断。

6. 需要补充的病史、体格检查。

7. 下一步的处理方案是什么？

本幕结局与转归：抗凝治疗后患者氧合未见明显好转，无创呼吸机辅助呼吸，呼吸困难程度未见减轻，而且痰多，行气管插管机械通气。

🔑 本幕小结

给出主要的异常检查结果，引导学生对初步诊断提出疑问。在整个过程中，要求学生掌握检验检查结果的判读，分析患者呼吸衰竭的发生机制；要求学生掌握氧疗方式，熟悉肺栓塞、重症肺炎的诊断流程。根据检验检查结果进行下一步的修正诊断及进一步的处理，培养学生发散性的临床思维能力。

◆ 第三幕　水落石出 ·· ◇◇◇

补充病史：患者因湿疹长期在当地医院输注激素，且有长期口服激素病史。

补充检查：

患者痰多行纤维支气管镜检查，并且送检痰涂片、痰培养及肺泡灌洗液 NGS 检查，结果回报耶氏肺孢子菌感染。

肺部 CT 见图 2-4-1。

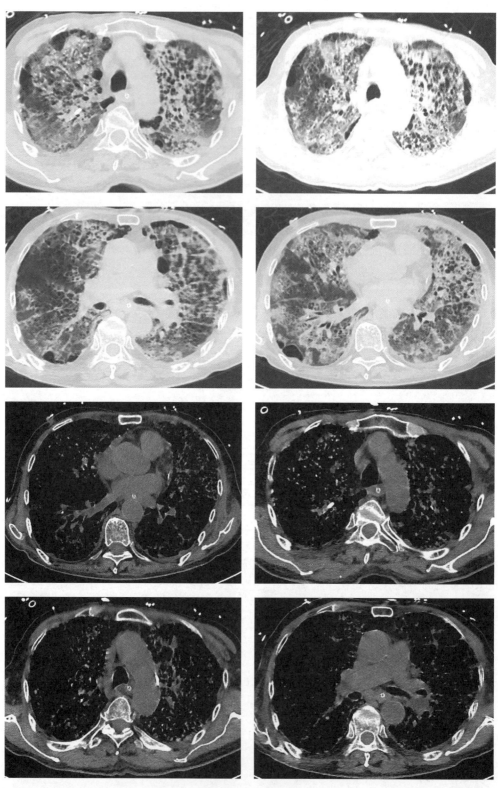

图 2-4-1 肺部 CT

教师指引学生讨论的问题

1. 总结病例特点。

2. 简述耶氏肺孢子菌肺炎的流行病学。

3. 简述耶氏肺孢子菌肺炎的发病机制与病理生理机制。

4. 简述耶氏肺孢子菌肺炎的临床表现。

5. 简述耶氏肺孢子菌肺炎的实验室检查和典型的影像学表现。

6. 简述耶氏肺孢子菌肺炎诊断和鉴别诊断。

7. 简述耶氏肺孢子菌肺炎的治疗及预后。

8. 分析如何避免误诊、漏诊。

本幕结局与转归：予以亚胺培南+氟康唑+磺胺甲恶唑+甲强龙等治疗后患者病情好转，拔除气管导管，病情好转出院。

本幕小结

根据上次讨论得出的与初步诊断不相符的症状、体征、实验室检查，进一步给出详细的病史及检查结果。引导学生再次总结病例特点，得出诊断，拟定下一步诊治方案。教学过程中，带领学生熟悉肺炎的常见病原体，熟悉耶氏肺孢子菌肺炎的病理生理机制、临床表现、典型影像学表现及治疗药物，探讨该病例误诊、漏诊的原因，讨论如何提高医患沟通技能和病史采集过程中获取信息的能力。

课程思政
为了减少误诊和漏诊，就要增强诊断能力。而要增强诊断能力，不仅要增强临床检查检验的手段，更重要的是提高医生的临床思维水平。临床思维是医生认识疾病的主要武器，检验、检查只是辅助手段，是医生思维活动的延伸。医生必须不断丰富自己的学识和经验，提高临床思维能力，力求全面、深入、透彻地认识疾病，才能减少误诊和漏诊，保证医疗质量。

（谭钰珍）

第三章

心血管系统急危重症

第一节　致命的胸痛

【学习目标】

1. 掌握急性胸痛的病因。
2. 掌握主动脉的解剖。
3. 了解主动脉夹层的病理生理机制、病因及分型。
4. 掌握主动脉夹层的临床表现、诊断及鉴别诊断。
5. 掌握主动脉夹层的处理原则。
6. 掌握急性心肌梗死的机制与分型。
7. 掌握如何快速识别致命性胸痛。
8. 培养学生自主学习的意识和能力、医患沟通能力及团队合作能力。

【教师案例指引方案】

　　3~8 名住培学生组成学习小组，分三次教学活动完成本轮 PBL 教学。部分病例资料提前一周分享给学习小组，学生提前学习相关知识，组长提前对学习任务做好分工。课堂中，将病例资料分步提供给学生，教师隐藏病例线索并在恰当的时机提供病例线索。根据教学目标预设问题，学生自己提出、讨论及解决问题。当学生提出来的问题偏离了教学目标时，教师根据预设问题进行引导。课堂中，教师不提供任何问题的答案，由学习小组课后自主学习并在下次课堂汇报。

【课堂内时间安排】

1. 一次课程时间：120 分钟。

2. 教师介绍时间：5 分钟。

3. 学生讨论时间：90 分钟。

4. 学生总结时间：15 分钟。

5. 教师总结与讲评时间：10 分钟。

◆ 第一幕　突起胸痛

38 岁的王成是一位小有成就的生意人，平时很忙，最近放春节假打算放松一下，于是邀几位朋友吃饭喝酒，然后打麻将，到凌晨 2 点意犹未尽，突然王成感到胸痛，开始没在意，但胸痛越来越剧烈，脸色苍白，还呕吐了一次，只好散场由朋友送到医院。生命体征：T 36.5 ℃，P 110 次/min，R 26 次/min，BP 180/110 mmHg，SPO_2 99%。（以上资料可以提前一周发给学习小组）

教师指引学生讨论的问题

1. 导致胸痛的病因有哪些？

2. 哪些是致命的胸痛？

3. 该患者的胸痛可能是什么原因导致的？

4. 简述下一步需要补充的病史、重点部位体格检查及重点的检验检查。

提出需要补充的病史、重点部位体格检查及重点的检验检查后，提供如下资料：

王成，男，38 岁，已婚，生意人，2 月 3 日凌晨 3：00 就诊于急诊科。

主诉：突发胸痛 1 小时。

现病史：患者于 1 小时前打麻将时突感胸痛，以胸背部为主，逐渐加重，休息后不能缓解，持续剧烈的疼痛，伴呕吐一次，未做特殊处理到急诊科就诊。

既往史：2 年前体检发现血压偏高，具体不详，无明显症状，未做处理。

一般检查：T 36.5 ℃，P 110 次/min，R 26 次/min，BP 180/110 mmHg，SPO_2 99%。神志清楚，急性痛苦面容，脸色苍白，双肺未闻及干湿啰音，心率 110 次/min，律齐，主动脉瓣第二听诊区可闻及舒张期杂音，腹软，无压痛及反跳痛，肠鸣音 4 次/min，双下肢无水肿，肌力及肌张力正常。

5. 总结患者的病例特点。

6. 简述初步的诊断及鉴别诊断。

7. 下一步需要完善的检验检查。

本幕小结

给出基本病例资料，引导学生总结病例特点，得出初步诊断，评估病情危重程度，拟定下一步的诊治措施。

◆ 第二幕　一锤定音

检验检查主要结果如下：

血常规：WBC $12×10^9$/L，Hb 130 g/L，中性粒细胞百分比 78.2%，PLT $160×10^9$/L。

生化：肝肾功能、电解质正常，血糖 10.6 mmol/L，心肌酶正常。

肌钙蛋白：正常。

心电图：窦性心动过速。

主动脉 CTA（图 3-1-1）：A 型主动脉夹层。

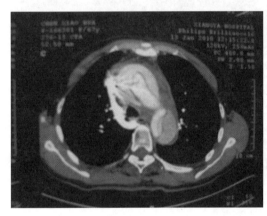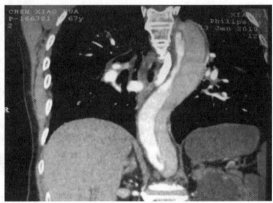

图 3-1-1　主动脉 CTA

🔍 教师指引学生讨论的问题

1. 判读检验检查结果。

2. 简述主动脉夹层的病理生理机制、病因及分型。

3. 简述该患者可能的诊断及鉴别诊断。

4. 简述目前的紧急处理方案。

本幕结局与转归：治疗后患者疼痛缓解，血压逐渐下降。

🔍 本幕小结

给出主要的异常检查结果。引导学生对初步诊断提出疑问。在整个过程中，要求学生掌握检验检查结果的判读，掌握主动脉夹层的病理生理机制，掌握诊断、鉴别诊断要点及处理原则。

◆ 第三幕　波澜再起 ─────────────────────◇◇

　　经处理，患者疼痛缓解，P 80 次/min，R 20 次/min，BP 130/80 mmHg，SPO$_2$ 97%。准备住院手术，患者再次出现胸痛，伴呼吸困难，血压下降至 80/50 mmHg，立即停用硝普钠并复查心电图(图 3-1-2)。

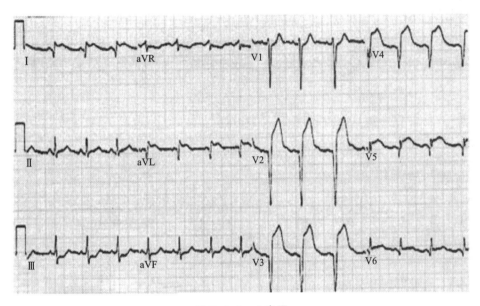

图 3-1-2　心电图

🔑 教师指引学生讨论的问题

　　1. 患者出现了什么问题？
　　2. 简述主动脉及其分支的解剖结构。
　　3. 简述急性心肌梗死的病理生理机制与分型。
　　4. 简述该患者的处理原则。

🔑 本幕小结

　　患者再次出现胸痛，容易认为镇痛不足，引导学生多方位思考是否还有其他原因，熟悉主动脉全程的解剖及主动脉夹层的病理生理机制，再次总结病例特点，得出诊断，拟定下一步诊治方案。了解急性心肌梗死的不同类型及其病理生理机制，从而了解不同类型的处理原则。

课程思政

在医学领域中，鉴别诊断是非常重要的一个步骤。它可以帮助医生确定患者的病情，从而采取更有效的治疗方案。鉴别诊断需要医生根据一系列的症状和体征，进行必要的实验室检查，排除一些疾病，最终得出正确的诊断。鉴别诊断需要医生具备丰富的医学知识和临床经验，以便发现病情的变化和调整治疗方案。在此过程中，医生应该具有抗压能力与足够的灵活性，因为在诊断、鉴别诊断治疗过程中可能面临各种挑战和压力，此时需要医生能够在压力下保持冷静，灵活地应对各种情况。

（张　娟）

第二节　千头万绪的发热、胸痛

【学习目标】

1. 掌握发热患者的急诊处理方案。
2. 熟悉危重患者评估方法。
3. 熟悉发热、胸痛的病理生理机制。
4. 掌握急性左心衰的病理生理变化、诊断、鉴别诊断及急诊处理流程。
5. 从发热合并胸痛的病例中提升急诊临床思维能力。
6. 培养学生自主学习的意识和能力、医患沟通能力及团队合作能力。

【教师案例指引方案】

3~8 名住培学生组成学习小组，分三次教学活动完成本轮 PBL 教学。部分病例资料提前一周分享给学习小组，学生提前学习相关知识，组长提前对学习任务做好分工。课堂中，将病例资料分步提供给学生，教师隐藏病例线索并在恰当的时机提供病例线索。根据教学目标预设问题，学生自己提出、讨论及解决问题。当学生提出来的问题偏离了教学目标时，教师根据预设问题进行引导。课堂中，教师不提供任何问题的答案，由学习小组课后自主学习并在下次课堂汇报。

【课堂内时间安排】

1. 一次课程时间：120 分钟。
2. 教师介绍时间：5 分钟。

3. 学生讨论时间：80~90 分钟。

4. 学生总结时间：15~20 分钟。

5. 教师总结与讲评时间：10~15 分钟。

◆ 第一幕　或隐或现

王某今年 60 岁，女，2 天前于家中感乏力，伴有头晕，无头痛、胸痛、腹痛、寒战、呼吸困难等不适，自觉有发热，遂至楼下诊所测体温为 38.6 ℃，予药物降温及输液治疗后其症状较前明显好转，复测体温峰值较前明显下降，以为是平常感冒，且后无特殊不适，遂居家休息，未进一步系统诊治，一天后患者出现胸痛，呈阵发性闷痛，伴有出汗，感气促。

你是急诊科的白班值班医生，这天 15：00，王某来到了分诊台，自称发热后出现胸口疼痛，可自行缓解，疼痛时伴有出汗，感觉呼吸没有平时顺畅，无持续性刺痛、压榨痛，无头痛、恶心、呕吐，无腹痛、腹胀、腹泻等不适。分诊台测生命体征：T 36.6 ℃，P 102 次/min，R 18 次/min，BP 122/86 mmHg，SPO_2 99%。（以上资料可以提前一周发给学习小组）

🔑 教师指引学生讨论的问题

1. 提炼主诉与现病史。

2. 简述目前存在的问题与疾病的病理生理机制。

（1）发热的病理生理机制。

（2）胸痛的病理生理机制。

3. 简述该患者的发热类型。

4. 简述下一步需要补充的病史、重点部位体格检查及重点的检验检查。

提出需要补充的病史、重点部位体格检查及重点的检验检查后，提供如下资料：

王某，女，60 岁，15：00 就诊于急诊科。

主诉：发热 2 天，胸痛 3 小时。

现病史：患者 2 天前无明显诱因出现发热，体温最高达 38.6 ℃，无寒战、恶心、呕吐等不适，于诊所退热治疗后好转，3 小时前患者出现胸痛，呈阵发性闷痛，伴有出汗，感气促，无头痛、视物模糊，无腹痛、腹泻，无尿频、尿急、尿痛等不适，遂入急诊科。

既往史：有高血压病史。

一般检查：T 36.6 ℃，P 102 次/min，R 18 次/min，BP 122/86 mmHg，SPO_2 99%。神志清楚，双肺呼吸音清，未闻及干湿啰音，心率 102 次/min，律齐，各瓣膜区无明显杂音，全腹部无压痛、反跳痛及肌紧张，四肢肌力、肌张力正常。

5. 总结患者的病例特点。

6. 目前的诊断及鉴别诊断。

7. 下一步需要完善的检验检查。

本幕结局与转归：立即予完善抽血项目、心电图、心脏彩超等检查，收入抢救室。

本幕小结

给出基本病例资料，引导学生总结病例特点，得出初步诊断，评估病情危重程度，拟定下一步的诊治措施。在整个过程中，要求学生掌握发热及胸痛患者的急诊处理方案，危重患者的评估方案；熟悉发热、胸痛的病理生理机制。

◆ 第二幕　可见一斑

完善相关检查：
血常规未见明显异常。
生化：肝肾功能、电解质、心肌酶正常。
肌钙蛋白：0.09 ng/mL。
D-二聚体<0.1 mg/L。
NT-proBNP：450 pg/mL。
心电图：窦性心律；V1~V6 导联 ST-T 改变。
心脏彩超：左心室舒张功能减低，节段性室壁运动减低，肺动脉高压(轻度)，主动脉瓣钙化+主动脉瓣反流(轻度)，二尖瓣、三尖瓣轻度反流。

教师指引学生讨论的问题

1. 总结患者的病例特点。
2. 判读检验检查结果：分析心脏彩超及肌钙蛋白、D-二聚体、NT-proBNP 的临床意义。
3. 简述该患者可能的诊断、紧急处理方案，病情判断。
4. 该患者在医院留观治疗中需注意观察及动态监测哪些指标？
5. 还需要进一步询问哪些病史？
本幕结局与转归：经积极扩张冠状动脉治疗后患者上述症状较前明显好转。

本幕小结

给出主要的异常检查结果。引导学生对初步诊断提出疑问。在整个过程中，要求学生掌握检验检查结果的判读，分析患者病情及治疗方案，掌握留院观察中应注意哪些事项。根据检验检查结果进行下一步的处理，培养学生发散性的临床思维能力。

◆ 第三幕　拨云见日

补充病史：患者经扩张冠状动脉治疗后胸闷有所缓解，于 22：00 左右出现呼吸困难，无法平卧，呈端坐呼吸，双下肺可闻及湿性啰音，心电监测提示血氧饱和度下降，予利尿、抗心衰处理后呼吸困难好转，于第二日凌晨患者自行下床后上述症状再发并加重，后突发意识改变，伴肢体抽搐，呼吸心跳骤停，立即予胸外心脏按压、电除颤、球囊辅助呼吸，肾上腺素反复静推，同时予气管插管、去甲肾上腺素维持血压等抢救措施。

复查辅助检查：

心电图：窦性心律，V1~V6 导联 ST 段压低 0.25~1.0 mV，T 波倒置。

肌钙蛋白：12.42 ng/L。

NT-proBNP：8380 pg/mL。

心肌酶：CK 1185 U/L，CK-MB 233 U/L，LDH 287 U/L，Mb 1076.9 ng/mL。

根据学生提出的需要完善的检验检查资料，可补充以下资料：

急诊冠脉造影：①左主干未见明显狭窄；②前降支近、中段 CTO 病变，血流 TIMI 0 级，可见回旋支逆向灌注；③回旋支中段狭窄 99%，血流 TIMI 2 级；④右冠相对细小散在斑块，血流 TIMI 3 级。后接通体外膜氧合器（ECMO）（VA 模式）及 IABP 术。

血常规：WBC 33.46×10⁹/L，中性粒细胞百分比 92.9%。

炎症指标：IL-6 130.90 pg/mL，PCT 15.33 ng/mL。

教师指引学生讨论的问题

1. 总结病例特点，分析可能的诊断及鉴别诊断。
2. 心力衰竭的分型及各类型的临床表现及治疗原则。
3. 心力衰竭 Killip 分级及依据。
4. 导致心力衰竭的原因及其预防措施。
5. 心力衰竭的病理生理机制。
6. 冠心病合并心源性猝死的抢救方案及治疗原则。
7. NSTEMI-ACS 患者出现任意一条极高危标准推荐紧急侵入治疗策略（<2 h），其主要包括哪些？
8. 可能导致误诊、漏诊的因素。
9. 下一步的处理方案是什么？

本幕结局与转归：予急诊行 PCI+主动脉内球囊反搏（IABP）+ECMO 术后转入 ICU 进一步行高级生命支持治疗。

本幕小结

根据第一次讨论得出的与初步诊断不相符的症状、体征、实验室检查，进一步给出详细的病史及检查结果。引导学生再次总结病例特点，得出诊断，拟定下一步诊治方案。教学过程中，带领学生掌握心肌梗死、心力衰竭的急诊处理方案，熟悉心力衰竭的病理生理机制、临床表现，探讨可能导致该病例误诊、漏诊的原因，讨论如何提高医患沟通技能和病史采集过程中获取信息的能力。

（李文华）

第三节　心脑的奇妙联动

【学习目标】

1. 掌握心搏骤停心肺复苏后的高级生命支持及治疗方案。

2. 掌握心搏骤停患者病因判断。

3. 熟悉心搏骤停、缺血缺氧性脑病、癫痫的病理生理机制。

4. 掌握肥厚梗阻性心肌病的病理生理变化、诊断、鉴别诊断及治疗方案。

5. 以青年女性突发心搏骤停的病例，提升学生重症临床诊疗思维的能力，熟悉 ICU 高级生命支持设备及其临床意义。

6. 培养学生自主学习的意识和能力、医患沟通能力及团队合作能力。

【教师案例指引方案】

4~10 名住培学生组成学习小组，分三次教学活动完成本轮 PBL 教学。部分病例资料提前一周分享给学习小组，学生提前学习相关知识，组长提前对学习任务做好分工。课堂中，将病例资料分步提供给学生，教师隐藏病例线索并在恰当的时机提供病例线索。根据教学目标预设问题，学生自己提出、讨论及解决问题。当学生提出来的问题偏离了教学目标时，教师根据预设问题进行引导。课堂中，教师不提供任何问题的答案，由学习小组课后自主学习并在下次课堂汇报。

【课堂内时间安排】

1. 一次课程时间：120 分钟。

2. 教师介绍时间：8 分钟。

3. 学生讨论时间：85 分钟。

4. 学生总结时间：17 分钟。

5. 教师总结与讲评时间：10 分钟。

◆　第一幕　大难不死

20 岁的小蕾是某大学的一名大二学生，平常是个乖乖女，从不吸烟喝酒，无不良嗜好。10 月 17 日 8：04，她和往常一样去上课，突然出现意识障碍，向前摔倒致下颌部受伤出血，随行同伴发现她当时神志不清，呼之不应，没有出现呕吐、抽搐的症状，立即呼叫

120 急救电话，大约 7 分钟后 120 救护车到达现场，急救医生发现患者已经意识丧失、大动脉搏动消失，瞳孔散大，考虑心搏骤停，立即进行了心肺复苏；8：15，患者恢复自主心跳及呼吸；8：25，被送至当地医院急诊科，到达就诊医院后患者意识仍昏迷，脉搏微弱，予以气管插管接呼吸机辅助通气，液体复苏及血管活性药物维持循环，亚低温脑保护，改善内环境等对症支持治疗。

你是重症医学科的晚班值班医生，这天 22：00 左右，小蕾从外院转入，目前生命体征不稳定，无自主呼吸，血压需要血管活性药物维持。（以上资料可以提前一周发给学习小组）

教师指引学生讨论的问题

1. 提炼主诉与现病史。
2. 目前存在的问题与疾病的病理生理机制。
（1）心搏骤停的病理生理机制。
（2）该患者意识障碍的原因。休克的病理生理机制。该患者属于哪种类型的休克。缺血缺氧性脑病的病理生理机制。
（3）室颤的病理生理机制。
3. 该患者出现心搏骤停的原因是什么？怎么判定是否心跳停止？复苏成功的因素有哪些？标准的心肺复苏有哪些步骤？
4. 简述下一步需要补充的病史、重点部位体格检查及重点的检验检查。
提出需要补充的病史、重点部位体格检查及重点的检验检查后，提供如下资料：
小蕾，女，20 岁，未婚，学生，10 月 17 日 22：15 收治重症医学科。
主诉：心肺复苏后约 14 小时。
现病史：患者于 10 月 17 日 8：04 在走路上课途中突发意识障碍，向前摔倒致下颌部受伤出血，呼之不应，无呕吐、抽搐症状，约 7 分钟后 120 救护车到达现场，急救医生查看患者后考虑心搏骤停，立即予以心肺复苏，心电监护提示室颤，予以电除颤 1 次后复律（整个复苏过程约 5 分钟），送至当地医院急诊科，予气管插管接呼吸机辅助呼吸、补液、升压、清创缝合、亚低温、甘露醇+高渗盐水脱水、左乙拉西坦+苯巴比妥控制癫痫、抑酸护胃、平衡水电解质等对症治疗，患者目前神志昏迷，为求进一步治疗入院。
既往史：既往在较激烈活动时有胸前区不适（具体不详）；余无特殊。
体格检查：T 36.5 ℃，R 15 次/min，HR 66 次/min，BP 130/62 mmHg[去甲肾上腺素 0.8 μg/(kg·min)]，SPO$_2$ 99%；呼吸机辅助呼吸（V-AC：FiO$_2$ 35%、频率 15 次/min、VT 410 mL）；神志昏迷，体格检查不配合，营养良好，皮肤黏膜及巩膜颜色色泽正常，格拉斯哥昏迷评分 2T 分（睁眼 1 分、语言 T 分、运动 1 分），自外院带入右颈内深静脉导管，下颌部见长约 5 cm 裂口，颈静脉塌陷，前胸、后背、双指尖、腹部、腹股沟、双膝关节及双足尖可见散在紫红色花斑，双侧瞳孔等大等圆，直径约 2.0 mm，对光反射迟钝，双肺呼吸运动度一致，肋间隙正常，双侧胸廓扩张度对称，双肺叩诊清音，双肺呼吸音清晰，未闻及异常呼吸音及粗湿啰音。心前区无异常隆起，未见异常搏动，触诊心尖搏动位于左侧第 5 肋间锁骨中线内 1 cm，触诊心尖搏动正常。未触及震颤及心包摩擦感。心律齐，胸骨左缘第

3~4 肋间可以闻及较粗糙的喷射性收缩期杂音，不向颈部传导。余瓣膜区听诊未闻及病理性杂音及心包摩擦音。腹平软，肠鸣音较弱，约 2 次/min，四肢肌张力正常，病理征阴性。

5. 总结患者的病例特点。

6. 简述目前的诊断及鉴别诊断。

7. 简述下一步需要完善的检验检查。

8. 制定以脑保护、脑复苏为核心，支持器官功能，维持有效的循环和呼吸功能，维持内环境稳定，预防并发症为原则的治疗方案。

9. 脑保护治疗包括哪些？核心是什么？

本幕结局与转归：予以亚低温、镇静镇痛、清除氧自由基、控制颅内压、改善内环境、抗癫痫、抗感染、器官功能支持、营养支持等对症支持治疗，患者生命体征平稳，但无明显诱因出现抽搐。

本幕小结

给出基本病例资料，引导学生总结病例特点，得出初步诊断，评估病情危重程度，拟定下一步的诊治措施。在整个过程中，要求学生熟悉心肺复苏后患者的高级生命支持治疗策略以及脑保护为核心的治疗方案，熟悉心搏骤停、休克、缺血缺氧性脑病的病理生理机制。

◆ 第二幕　波折四起

患者无明显诱因突发双侧肌肉强烈持续的收缩，肌肉僵直，伴双眼向上凝视，口角抽搐。补充病史：患者心肺复苏成功后曾有上肢抽搐 1 次。

体格检查：四肢肌张力显著增高。

教师指引学生讨论的问题

1. 总结该病例的特点。简述癫痫的病理生理机制、特征性临床改变及异常检查结果表现。

2. 结合病史，该患者出现癫痫的原因可能有哪些？

3. 简述下一步需要完善的检验检查。

根据学生提出需要完善的检验检查，可补充以下资料：

血气分析：pH 7.36，PaO_2 134 mmHg，$PaCO_2$ 37 mmHg，HCO_3^- 22.4 mmol/L，SPO_2 99%，BE 2 mmol/L，Na^+ 142 mmol/L，K^+ 4.5 mmol/L，Cl^- 98 mmol/L，Ca^{2+} 1.2 mmol/L，Lac 1.5 mmol/L，Glu 6 mmol/L。

动态脑电图记录到连续的尖棘波节律(图 3-3-1)。

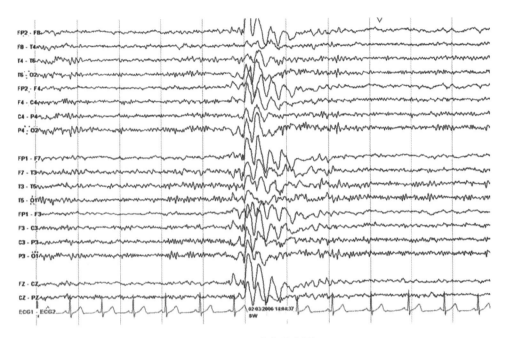

图 3-3-1　动态脑电图

完善头部 CT 提示弥漫性脑水肿(图 3-3-2)。

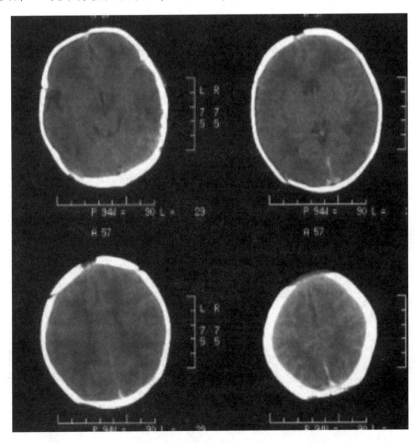

图 3-3-2　头部 CT

4. 简述癫痫的常见原因。该患者发生癫痫的原因是什么？需与何种疾病相鉴别？

5. 简述心肺复苏后患者发生癫痫的病理生理机制。

6. 简述缺血缺氧性脑病脑保护治疗的临床意义。

7. 简述缺血缺氧性脑病与脑卒中的鉴别诊断依据。

8. 简述脑保护治疗的核心理念。

9. 简述癫痫的治疗方案。

本幕结局与转归：患者仍神志昏迷，继续予以脑保护及器官支持治疗，加强抗癫痫治疗，动态监测脑氧及脑电图，评估脑损伤及预后。患者顺利苏醒，并脱离呼吸机、拔除气管插管，但仍有胸痛、气促及心悸症状。

本幕小结

根据患者入院后新发症状及体征、检查结果、补充的病史，引导学生再次总结病例特点，得出诊断，拟定下一步诊治方案。教学过程中，带领学生掌握癫痫的诊断依据及治疗方案，熟悉癫痫的发病诱因、临床表现及导致癫痫发作的疾病种类，探讨该病例出现癫痫的原因，探讨脑保护治疗对心搏骤停后缺血缺氧性脑病患者的特殊治疗意义。

◆ 第三幕　必有后福

患者心率阵发性增快，心率 200 次/min 左右，稍活动即感气促，偶有胸痛症状。

补充家族史：小蕾父亲疑因心脏病去世。

体格检查：胸骨左缘第 3~4 肋间可以闻及较粗糙的喷射性收缩期杂音，不向颈部传导。

心电图：阵发性室上性心动过速。

回顾患者病史及检验检查结果：

其父疑似死于心脏病，既往在较激烈活动时有胸前区不适。

外院 2022 年 10 月 17 日心脏彩超：①左心室室壁非对称性增厚，不排除肥厚型心肌病可能；②左心房高值；③三尖瓣轻度反流；④左心室舒张及收缩功能未见明显异常。

心电监护可见宽 QRS 波期前收缩及短阵速。

NT-proBNP：894.92 pg/mL。

肌钙蛋白、肝功能无异常。

心肌酶：CK 123 U/L，CK-MB 33 U/L。

教师指引学生讨论的问题

1. 判读检验检查结果。

2. 心肌病有哪几种分型？

3. 还需要完善哪些检查？

请心血管内科会诊后考虑肥厚梗阻性心肌病，并完善相关检查：

冠脉造影：冠状动脉造影提示左主干正常，前降支正常，回旋支正常，右冠状动脉正常。

心脏磁共振：心脏形态正常，心室无扩大，舒张末期左心室室壁弥漫明显增厚，室间隔上部增厚明显并局部向左心室流出道突起，收缩期左心室流出道明显变窄。心脏收缩运动未见异常。心肌灌注未见明显异常。延时增强可见左心室室壁、室间隔深部组织散在点状延时强化，诊断肥厚梗阻性心肌病。

心肌活检：心肌细胞肥大，排列较紊乱，可有散在的或局限性纤维化，免疫荧光可以发现心肌细胞内儿茶酚胺的含量较高。

4. 简述肥厚梗阻性心肌病的诊断依据（家族史、心电图及影像学改变、实验室特异性检查、病理改变）。

5. 简述肥厚梗阻性心肌病的治疗方案。

6. 怎样避免有可疑家族心脏病病史的人群再次发生此类心搏骤停事件？

7. 如何提升心搏骤停后患者心肺复苏及复苏后治疗的成功率？

本幕结局与转归：继续予以抗感染、呼吸机支持、脑保护治疗、控制心室率、营养支持、脏器功能维护等对症支持治疗，患者神志清楚，好转出院。

 本幕小结

回顾病史及检验检查结果，寻找心搏骤停的病因。在整个过程中，要求学生掌握检验检查结果的判读，掌握心搏骤停的病因及肥厚梗阻性心肌病的诊断依据及治疗方案；帮助学生认识到 MDT 团队合作对于危重疾病的重要性，及时与专科沟通合作产生"1+1＞2"的治疗效果；培养学生发散性的临床思维能力及团结合作的职业素养；讨论如何提高医患沟通技能和保证病史采集的有效性、客观性、完整性。

（黄　立）

第四节　错综复杂的头晕、胸闷

 【学习目标】

1. 掌握高血压的急诊处理方案。

2. 了解心血管危重患者评估方法。

3. 熟悉头晕、胸闷、高血压的病理生理机制。

4. 掌握急性心肌梗死的病理生理机制、诊断、鉴别诊断及急诊处置流程。

5. 从心脑血管症状合并高血压的病例中提升急诊临床思维能力。

6. 培养学生自主学习的意识和能力、医患沟通能力及团队合作能力。

【教师案例指引方案】

3~8 名住培学生组成学习小组，分三次教学活动完成本轮 PBL 教学。部分病例资料提前一周分享给学习小组，学生提前学习相关知识，组长提前对学习任务做好分工。课堂中，将病例资料分步提供给学生，教师隐藏病例线索并在恰当的时机提供病例线索。根据教学目标预设问题，学生自己提出、讨论及解决问题。当学生提出来的问题偏离了教学目标时，教师根据预设问题进行引导。课堂中，教师不提供任何问题的答案，由学习小组课后自主学习并在下次课堂汇报。

【课堂内时间安排】

1. 一次课程时间：120 分钟。
2. 教师介绍时间：5 分钟。
3. 学生讨论时间：80~90 分钟。
4. 学生总结时间：15~20 分钟。
5. 教师总结与讲评时间：10~15 分钟。

◆ 第一幕 若明若暗

刘某，是一位 35 岁的中年男性，常于工作劳累、情绪激动后出现血压偏高及头晕，自服降压药或休息后可好转，平时自测血压正常，没有系统诊治。今天中午因工作劳累再次出现头晕，伴有胸闷，自测血压 172/103 mmHg，起初未予重视，在家休息了一下午后，上述症状未见明显好转。

你是急诊科的晚班值班医生，这天下午 6：00 左右，分诊台来了一位男士，自称头晕，在家自测血压偏高，伴有胸闷，没有头痛、胸痛、呼吸困难等不适，要求开降压药物回家口服控制血压，不愿完善相关检查。分诊台测生命体征：T 36.5 ℃，P 100 次/min，R 20 次/min，BP 180/110 mmHg，SPO_2 99%。（以上资料可以提前一周发给学习小组）

教师指引学生讨论的问题

1. 提炼主诉与现病史。
2. 简述目前存在的问题与疾病的病理生理机制。
(1) 头晕的病理生理机制。
(2) 胸闷的病理生理机制。
(3) 高血压的病理生理机制。
3. 简述该患者的高血压分级及危险分层。
4. 简述下一步需要补充的病史、重点部位体格检查及重点的检验检查。

提出需要补充的病史、重点部位体格检查及重点的检验检查后，提供如下资料：

刘某，男，35 岁，18：27 就诊于急诊科。

主诉：头晕伴胸闷 6 小时。

现病史：6 小时前患者无明显诱因出现头晕，伴胸闷，自测血压 172/103 mmHg，未予重视，休息后上述症状未见明显好转，无视物旋转、耳鸣，无头痛、恶心、呕吐，无胸痛、气促、大汗淋漓，无咳嗽、咳痰等不适，遂入急诊科。

既往史：有高血压病史，发作时予休息或口服降压药可好转。

一般检查：T 36.5 ℃，P 100 次/min，R 20 次/min，BP 180/110 mmHg，SPO_2 99%。神志清楚，双肺呼吸音清，未闻及干湿啰音，心率 100 次/min，律齐，各瓣膜区无明显杂音，全腹部无压痛、反跳痛及肌紧张，四肢肌力、肌张力正常。

5. 总结患者的病例特点。

6. 简述目前的诊断及鉴别诊断。

7. 简述下一步需要完善的检验检查。

本幕结局与转归：开具左氨氯地平片后回家口服降压药治疗。

本幕小结

给出基本病例资料，引导学生总结病例特点，得出初步诊断，评估病情危重程度，拟定下一步的诊治措施。在整个过程中，要求初步掌握急诊高血压患者的处理思维方式，以及临床常见的降压药物，熟悉头晕、胸闷、高血压的病理生理机制。

◆ 第二幕 初见端倪

开具口服降压药回家后患者于 22：29 再次就诊于急诊科，头晕及胸闷症状较前无明显好转，复测生命体征：T 36.3 ℃，P 108 次/min，R 18 次/min，左侧 BP 181/130 mmHg，右侧 BP 191/128 mmHg，SPO_2 99%。医生再次跟患者沟通病情后，患者仍拒绝检查，要求急诊输液控制血压。

教师指引学生讨论的问题

1. 简述该患者可能的进一步诊断、紧急处理方案并重新评估病情。

2. 考虑患者是高血压急症还是高血压亚急症？两者之间的鉴别点是什么？

3. 高血压急症的治疗原则是什么？如何选择药物？

4. 血压无法降下来的原因，为什么左右两侧血压不对称？

5. 用怎样的方式劝导患者做进一步的检查？

本幕结局与转归：予静脉输注降压药积极控制血压后，患者血压维持在 160/100 mmHg 左右，头晕、胸闷症状较前缓解不明显，继续予以乌拉地尔控制血压。

本幕小结

引导学生对初步诊断提出疑问,在整个过程中,要求学生掌握高血压急症、亚急症的区别,高血压急症的急诊处理方案。根据诊治流程提出进一步的处理方法,培养学生发散性的临床思维能力。

◆ 第三幕　有惊无险

补充辅助检查:再次与患者沟通后同意完善床旁心电图、肌钙蛋白、D-二聚体检查。

心电图:窦性心律,心率 105 次/min,V3~V6、Ⅰ、Ⅱ、aVL 导联 ST 段压低。

肌钙蛋白:0.26 ng/L。

D-二聚体<0.1 mg/L。

病情转归:患者第二日凌晨 1:25 突发意识丧失,呼之不应,呈叹气样呼吸,大动脉搏动消失,血压测不出,立即予胸外心脏按压,电除颤,球囊辅助呼吸,肾上腺素反复静推,同时予气管插管、去甲肾上腺素维持血压等抢救措施,于 3:00 行体外膜肺支持治疗。

根据学生提出的需要完善的检验检查资料,可补充以下资料:

与患者家属反复交代病情后,同意在 ECMO 支持治疗下行急诊冠状动脉造影:前降支全程弥漫性斑块伴狭窄,近段狭窄 90%,未见对角支,考虑 D1 开口闭塞,主支血流 TIMI 3 级;回旋支中段闭塞,血流 TIMI 0 级;右冠全程弥漫性斑块狭窄,近段狭窄 95%,中段狭窄 95%,远段狭窄 90%。

血常规:WBC 22.51×10⁹/L,中性粒细胞百分比 80.8%。

生化:AST 416 U/L,ALT 250 U/L;CK 1767 U/L,CK-MB 233 U/L,LDH 1767 U/L,Mb 233.8 ng/mL。

炎症指标:IL-6 287.80 pg/mL。

教师指引学生讨论的问题

1. 总结病例特点,分析可能的诊断及鉴别诊断。

2. 简述急性冠状动脉综合征的心电图特点。

3. 简述 ST 段抬高型心肌梗死的心电图定位诊断。

4. 简述冠状动脉粥样硬化性心脏病的病理生理机制。

5. 简述急诊 PCI 手术指征。

6. 如何提高与患者的沟通技巧,增加患者的依从性?

7. 简述可能导致误诊、漏诊的因素。

8. 下一步的处理方案是什么?

本幕结局与转归:在 ECMO 支持下急诊行 CAG+PTCA 术后转入 ICU 进一步行高级生命支持治疗。

本幕小结

根据第一次讨论得出的与初步诊断不相符的症状、体征、实验室检查，给出患者进一步的病情进展及检查结果。引导学生再次总结病例特点，得出诊断，拟定下一步诊治方案。教学过程中，带领学生掌握急性冠状动脉综合征的心电图判读，熟悉冠状动脉粥样硬化的病理生理机制、临床表现。探讨该病例可能误诊、漏诊的原因，提高学生医患沟通技能和病史采集过程中获取信息的能力。

（李文华）

第五节　豆蔻少女命悬一线

【学习目标】

1. 掌握暴发性心肌炎的临床表现及严重程度分级。
2. 掌握三度房室传导阻滞心电图的特点。
3. 掌握心脏临时起搏器植入指征。
4. 掌握暴发性心肌炎的治疗方法。
5. 了解暴发性心肌炎 VA-ECMO 置入的时机。
6. 培养学生自主学习的意识和能力、医患沟通能力及团队合作能力。

【教师案例指引方案】

3~8 名住培学生组成学习小组，分三次教学活动完成本轮 PBL 教学。部分病例资料提前一周分享给学习小组，学生提前学习相关知识，组长提前对学习任务做好分工。课堂中，将病例资料分步提供给学生，教师隐藏病例线索并在恰当的时机提供病例线索。根据教学目标预设问题，学生自己提出、讨论及解决问题。当学生提出来的问题偏离了教学目标时，教师根据预设问题进行引导。课堂中，教师不提供任何问题的答案，由学习小组课后自主学习并在下次课堂汇报。

【课堂内时间安排】

1. 一次课程时间：120 分钟。
2. 教师介绍时间：5 分钟。
3. 学生讨论时间：90 分钟。
4. 学生总结时间：15 分钟。
5. 教师总结与讲评时间：10 分钟。

◆ 第一幕　爱好运动的花季少女，突发腹痛

小刘今年 14 岁，家属诉患者 2 月 25 日体育课上出现腹痛，以剑突下疼痛为主，阵发性加剧，伴有恶心、呕吐，间断感胸闷、气促，偶有咳嗽，程度不重，患者未重视。2 月 26 日患者出现低热，无咳嗽、咳痰、流涕等表现，遂至当地卫生院就诊，予以药物输液治疗 2 天后患者自觉腹痛稍减轻，但随后腹痛反复同时伴有呼吸急促。

你是急诊科留观室的值班医生，接诊了该患者，检查生命体征：T 37.3 ℃，P 114 次/min，R 26 次/min，BP 105/60 mmHg。（以上资料可以提前一周发给学习小组）

🔑 教师指引学生讨论的问题

1. 急性腹痛的常见原因分析。
2. 简述下一步需要补充的病史、重点部位体格检查。
3. 需要完善的重点检验检查。

提出需要补充的病史、重点部位体格检查及重点的检验检查后，提供如下资料：

小刘，女，14 岁，九年级学生，2022 年 3 月 1 日 15：00 就诊于急诊科。

主诉：腹痛伴胸闷气促 6 天。

现病史：家属诉患者 2 月 25 日体育课上出现腹痛，以剑突下疼痛为主，阵发性加剧，伴有恶心、呕吐，间断感胸闷、气促，偶有咳嗽，程度不重，患者未重视。2 月 26 日患者出现低热，无咳嗽、咳痰、流涕等表现，遂至当地卫生院就诊，予以药物输液治疗 2 天后患者自觉腹痛稍减轻，但随后腹痛反复。

既往史和个人史无特殊。

月经史：13 岁初潮，3~5 天/25~30 天，平时月经量中等，色暗红，有血块，无痛经。

一般检查：T 37.3 ℃，P 114 次/min，R 26 次/min，BP 105/60 mmHg。神志清楚，痛苦面容，巩膜无黄染，浅表淋巴结未扪及肿大，双肺未闻及干湿啰音，心率 96 次/min，律齐，腹软，脐周压痛及反跳痛。肠鸣音正常，双下肢无水肿。

急查相关指标，结果如下：

血常规：WBC $6.7×10^9$/L，RBC $3.95×10^{12}$/L，Hb 132 g/L，PLT $314×10^9$/L，中性粒细胞百分比 92.2%。

生化：AST 1983 U/L，ALT 1354 U/L，ALB 36 g/L；CK 3245 U/L，CK-MB 1623 U/L，Mb 172.3 mg/mL。

肌钙蛋白：29.09 mg/mL。

HCG：阴性。

腹部 B 超：肝脏轻度肿大，腹腔少量积液。

4. 腹腔积液的原因分析。
5. 患者腹痛为什么会出现肝脏、心脏损害？
6. 需要进行哪些紧急处理？

本幕结局与转归：完善急性腹痛的相关检查，建立静脉通路，积极补液、抗感染、止痛治疗，但患者气促越来越厉害了。

本幕小结

给出基本病例资料，引导学生根据基本资料进行进一步的病史询问及重点体格检查，结合基本检验检查结果，得出急性腹痛的初步诊断，总结病例特点，探讨下一步最重要的诊治措施，讨论腹痛、腹腔积液、多脏器损害的可能病因。在整个过程中，要求学生掌握急性腹痛的常见病因筛查、腹腔积液的病理生理机制、急腹症的诊疗流程。

◆ 第二幕　莫名的多脏器损害

患者气促加重，血压下降至 67/45 mmHg，心率减慢（35～57 次/min），表现为神志淡漠。由急诊科留观室转入急诊科监护室。同时依据第一幕讨论完善胸腹部 CT 与心脏彩超检查，急查心电图。

心电图：三度房室传导阻滞（图 3-5-1）。

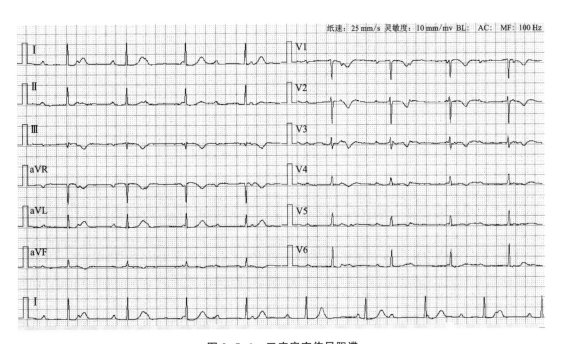

图 3-5-1　三度房室传导阻滞

心脏彩超：室间隔及左心室厚度正常，呈逆向运动，运动幅度普遍减低，左心功能减退，EF 36%，二、三尖瓣及肺动脉瓣反流

胸、腹部 CT（图 3-5-2）示双肺下叶见斑片状磨玻璃密度影，边缘模糊；右侧胸腔积液。纵隔见水样密度影。肝脏形态饱满，格列森氏鞘稍增宽，肝脏密度稍减低，密度及强

化欠均匀,肝实质强化不均匀,胆囊窝可见液性密度灶。脾脏稍增大,约占 7 个肋单位,腹盆腔积液。

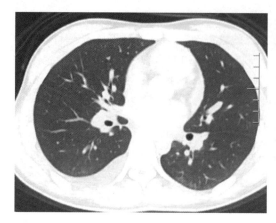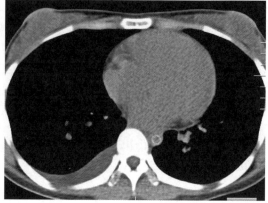

图 3-5-2　入院胸、腹部 CT

🔍 **教师指引学生讨论的问题**

1. 简述三度房室传导阻滞心电图的识别及药物治疗。

2. 简述心脏起搏器植入指征。

3. 简述需要进一步监测的指标。

急查血常规:WBC 15.3×10^9/L, RBC 4.38×10^{12}/L, Hb 130 g/L, PLT 176×10^9/L, 中性粒细胞百分比 72.8%。

生化:ALB 36.3 g/L, TBIL 26.5 μmol/L, DBIL 9.9 μmol/L, AST 3557 U/L, ALT 3794.6 U/L, BUN 19.06 mmol/L, Cr 107.1 μmol/L; LDH 3899 U/L, CK 111.4 U/L, CK-MB 107.1 U/L, Mb 430.2 μg/L, Lac 9.31 mmol/L。

肌钙蛋白:18.73 ng/mL。

甲状腺功能三项、肝炎全套、风湿全套、免疫全套、狼疮全套、ANA 谱、抗中性粒细胞抗体均为阴性。

EB 病毒、巨细胞病毒 DNA 阴性;输血前四项阴性;病毒全套(柯萨奇病毒抗体 IgM、EB 病毒抗体 IgM、单纯疱疹病毒 1 抗体 IgM、呼吸道合胞病毒抗体 IgM、巨细胞病毒抗体 IgM、腺病毒抗体 IgM)均为阴性。

4. 结合病情进程给出目前诊断。

5. 简述暴发性心肌炎的急诊处理方案。

6. 简述暴发性心肌炎的抗炎症风暴方案。

本幕结局与转归:患者于 3 月 2 日紧急行床旁临时起搏器植入,给予异丙肾上腺素提升心率、更昔洛韦抗病毒、甲基强的松龙抗炎、免疫球蛋白进行免疫治疗、多巴酚丁胺强心,患者血压上升不明显,心脏收缩微弱,血乳酸进行性升高。

本幕小结

给出主要的异常检查结果，引导学生对检查结果进行分析，得出正确的诊断，掌握三度房室传导阻滞的心电图识别与临时起搏器植入指征，掌握暴发性心肌炎的一线治疗方案。在整个过程中，要求学生掌握检验检查结果的判读，并对异常结果做出正确的处理。

◆ 第三幕 ECMO显神威，创造"心"生奇迹

患者3月3日起搏器植入后，血压仍然仅86/59 mmHg，P 83次/min（起搏心率），呼吸浅快，口唇发绀，不能平卧。补充体格检查：双下肺呼吸音低，心音低下，未闻及病理性杂音，治疗用氢化可的松100 mg Q12h，免疫球蛋白20 g/天，阿昔洛韦0.2 g Q8h抗病毒，多巴酚丁胺升压治疗，大剂量维生素C保护心肌细胞，异甘草酸镁护肝治疗。再次复查血乳酸10.5 mmol/L。

教师指引学生讨论的问题

1.患者呼吸困难加重的原因分析。

2.患者休克的类型。

3.接下来该如何处理？

复查胸、腹部超声：右侧胸腔积液45 mm，腹腔积液66 mm，较前明显增加。

心脏超声：心肌运动弥漫性减弱，EF 12%。

补充病史：3月3日启动VA-ECMO循环支持6天，加用去甲肾上腺素维持血压，患者尿少；3月4日在ECMO维持循环的基础上行CRRT治疗，行胸腔穿刺引流胸腔积液。

生化指标变化见表3-5-1。

表3-5-1 生化指标变化

时间	ALB/ (g·L⁻¹)	TBIL/ (μmol·L⁻¹)	DBIL/ (μmol·L⁻¹)	AST/ (U·L⁻¹)	ALT/ (U·L⁻¹)	BUN/ (mmol·L⁻¹)	Cr/ (μmol·L⁻¹)	LDH/ (U·L⁻¹)	CK/ (U·L⁻¹)	CK-MB/ (U·L⁻¹)	肌红蛋白/ (μg·L⁻¹)	肌钙蛋白/ (ng·mL⁻¹)
3月2日	36.3	26.5	9.9	3557	3794.6	19.06	107.1	3899	111.4	107.1	430.2	18.73
3月3日	25.3	20.1	9.8	3403	3509	23.14	192.7	3297	502.1	70	283	32.78
3月4日	32.4	30.5	15.5	2633.3	2041.3	15.43	128.1	1818	345.1	51.5	120.5	16.75
3月5日	31.3	26.9	11.6	1953.7	686.6	5.39	67.4	902	177.8	35.2	127.6	11.51
3月6日	31.2	30.1	12.7	1520.9	331.6	10.06	109.3	898	141.5	32.5	87.2	6.23
3月7日	31.5	36.6	14.2	1006.7	189.3	13.38	112.1	849	61.1	17.1	67.1	2.42
3月8日	33.2	22.2	9.1	486.1	67.1	14.53	99.2	518	78.2	15.7	130.2	1.31

Lac：2.5 mmol/L（3月3日）、0.94 mmol/L（3月4日）、1.33 mmol/L（3月5日）、

2.16 mmol/L(3 月 6 日)、0.56 mmol/L(3 月 7 日)。

肺部影像变化(图 3-5-3)。

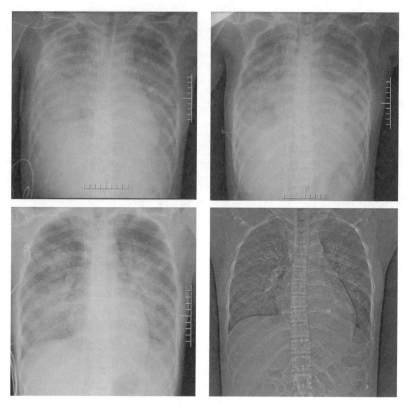

图 3-5-3　治疗过程肺部影像变化

本幕结局与转归：启动急诊 ECMO 小组，紧急行 VA 循环支持，临时起搏器维持心率，5 天后恢复正常窦性节律，血压上升，升压药于 3 月 6 日撤除，动态监测心脏超声，心功能恢复后于 3 月 9 日撤 ECMO，给予护心治疗，住院 17 天后治愈出院，查心脏磁共振符合心肌炎改变。左心室下间壁、下壁及下侧壁多处心肌灌注不同程度受损，左心室射血分数减弱(图 3-5-4)。

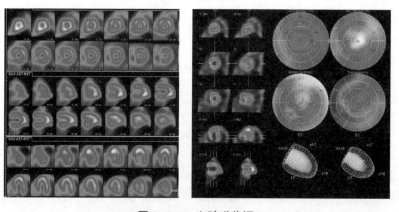

图 3-5-4　心脏磁共振

本幕小结

根据前两幕的临床表现与病情进展，引导学生总结病例特点，得出完整诊断，拟定进一步诊治方案。整个教学过程中，要求学生掌握暴发性心肌炎的临床表现，分析早期漏诊的原因；掌握暴发性心肌炎的急诊处理方案、临时起搏器植入指征，向学生介绍体外生命支持技术在心源性休克中的应用；讨论如何提高暴发性心肌炎早期诊断的能力。

（周利平）

第六节 泵出了问题，需及时修理

【学习目标】

1. 掌握晕厥的诊断及鉴别诊断。
2. 熟悉心源性休克的病理生理机制。
3. 掌握心源性休克的血流动力学监测及急诊处理。
4. 掌握感染性心内膜炎的病因、诊断及鉴别诊断。
5. 了解感染性心内膜炎外科手术的指征及时机。
6. 培养学生自主学习的意识和能力、医患沟通能力及团队合作能力。

【教师案例指引方案】

3~8 名住培学生组成学习小组，分三次教学活动完成本轮 PBL 教学。部分病例资料提前一周分享给学习小组，学生提前学习相关知识，组长提前对学习任务做好分工。课堂中，将病例资料分步提供给学生，教师隐藏病例线索并在恰当的时机提供病例线索。根据教学目标预设问题，学生自己提出、讨论及解决问题。当学生提出来的问题偏离了教学目标时，教师根据预设问题进行引导。课堂中，教师不提供任何问题的答案，由学习小组课后自主学习并在下次课堂汇报。

【课堂内时间安排】

1. 一次课程时间：120 分钟。
2. 教师介绍时间：5 分钟。
3. 学生讨论时间：90 分钟。
4. 学生总结时间：15 分钟。
5. 教师总结与讲评时间：10 分钟。

◆ 第一幕　不能放过晕厥

黄某某是位中年妇女，10 余天前受凉后出现了发热，伴寒战，最高体温达 40 ℃，偶有咳嗽，以干咳为主，到当地诊所输液后体温能下降，但发热反复，遂转至当地县人民医院治疗，诊治过程中检验发现贫血，再行胃镜检查，未发现异常，当地医生给予对症支持治疗 3 天后出院。前日下午 3 点左右进食后突然晕倒，呼之不应，伴四肢抽搐、牙关紧闭、大小便失禁，持续数十秒后自行缓解，神志转清，再次送当地县人民医院急诊科救治，紧急查头部 MRI 怀疑脑梗死，收住院治疗，于今晨再次发生类似症状，家属要求由 120 救护车转中南大学湘雅医院。到急诊科分诊台测生命体征：T 36.2 ℃，P 49 次/min，R 20 次/min，BP 76/42 mmHg，SPO_2 95%。被分诊至急诊科抢救区诊治，你是当日抢救室的值班医生，负责该患者首次接诊。（以上资料可以提前一周发给学习小组）

🔑 教师指引学生讨论的问题

1. 提炼主诉与现病史。
2. 简述目前存在的问题与疾病的病理生理机制。
(1) 发热后晕厥的病因分析。
(2) 晕厥的分类及病理生理机制。
(3) 休克的分类及病理生理机制。
3. 简述下一步需要补充的病史、重点部位体格检查及重点的检验检查。
提出需要补充的病史、重点部位体格检查及重点的检验检查后，提供如下资料：
黄某，女，59 岁，已婚，务农，3 月 22 日 16：00 就诊于中南大学湘雅医院急诊科。
主诉：发热头晕 10 余天，晕厥 2 次。
现病史：患者于 3 月 9 日受凉后出现发热，伴畏寒、寒战、头晕、乏力，偶有咳嗽，以干咳为主，无胸闷、气促，无恶心、呕吐，无腹痛、腹泻，无尿频、尿急、尿痛，3 月 13 日自测体温达 40 ℃，到当地诊所输液后能退热，但易反复；3 月 14 日症状加重遂到当地县人民医院诊治，化验发现贫血，胸部 CT 检查发现肺部感染；3 月 17 日胃镜检查无明显异常，当日好转后出院。3 月 20 日下午 3 点左右进食后突然晕倒，左额部着地，有头皮擦伤，当时呼之不应，伴四肢抽搐、牙关紧闭、大小便失禁，持续约数十秒后自行转清醒，醒后可应答，被立即送往当地医院再次住院治疗，行头部 MRI 检查考虑脑梗死（未见影像及报告单）；3 月 22 日早晨无明显诱因再次出现意识障碍、呼之不应、肢体抽搐、牙关紧闭，持续约 30 s 后自行缓解，家属要求由 120 救护车转中南大学湘雅医院急诊科进一步治疗。起病以来，精神、食欲、睡眠欠佳，小便正常，大便 3~4 天 1 次，量少，体重无明显改变。
既往史：无高血压、糖尿病、冠心病史。
入院体查：T 36.3 ℃，P 48 次/min，R 20 次/min，BP 75/40 mmHg，SPO_2 70%。神志昏睡，口唇苍白，贫血貌，左侧额部头皮裂伤，伤口干燥，双肺呼吸音低，未闻及干湿啰音，心率 48 次/min，律齐，腹平软，无压痛及反跳痛，肠鸣音弱，双下肢无水肿，四肢肌力对称，肌张力正常，未引出病理征。
心电图如图 3-6-1 所示。

4. 总结患者的病例特点。

5. 简述目前的诊断及鉴别诊断。

6. 简述下一步需要完善的检验检查。

本幕结局与转归：心电图显示三度房室传导阻滞，床旁安装临时起搏器，经口气管插管后呼吸机辅助呼吸，给予多巴胺升压，心率至 60 次/min 左右，血氧饱和度 90% 以上，血压上升至 106/59 mmHg。

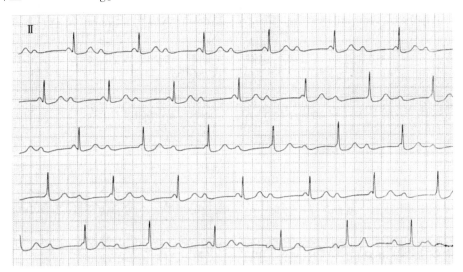

图 3-6-1 心电图

🔑 **本幕小结**

给出基本病例资料，引导学生总结病例特点，得出初步诊断，评估病情危重程度，拟定下一步的诊治措施。在整个过程中，要求学生掌握晕厥诊断与鉴别诊断、三度房室传导阻滞的识别与急诊处理、气管插管的指征、危重患者的评估方案。

◆ **第二幕　泵衰竭，大问题**

完善检验检查，主要结果如下：

血常规：WBC 19.2×10^9/L, Hb 82 g/L, PLT 198×10^9/L。

生化：Lac 2.8 mmol/L; CK 308.0 U/L, CK-MB 29.9 U/L; AST 68.4 U/L, LDH 251.0 U/L, ALB 30.8 U/L; GHb、肾功能、血脂、电解质无异常。

炎症指标：PCT 0.16 ng/mL。

cTnI：2.92 ng/mL。

NT-proBNP：8888.6 pg/mL。

血气分析（呼吸机辅助呼吸前）：pH 7.48, PaO_2 56 mmHg, $PaCO_2$ 30.7 mmHg, HCO_3^- 22.6 mmol/L, BE −1 mmol/L。

血气分析(呼吸机辅助呼吸后):pH 7. 47,PaO_2 81 mmHg,$PaCO_2$ 32. 3 mmHg,HCO_3^- 23. 7 mmol/L,BE 0 mmol/L。

心脏彩超(图 3-6-2):二尖瓣狭窄并关闭不全,主动脉狭窄并关闭不全,左心房、左心室增大,肺动脉增宽,三尖瓣轻度反流,二尖瓣及主动脉瓣赘生物。

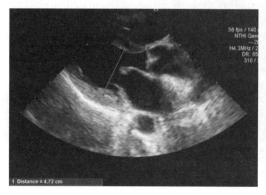
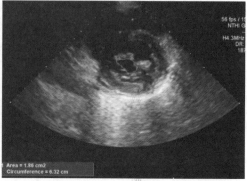
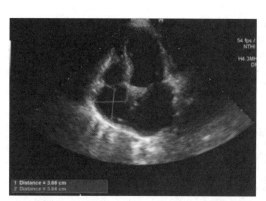
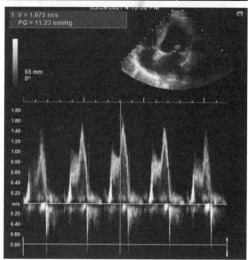

图 3-6-2 心脏彩超

CT 及 X 线(图 3-6-3):间质性肺水肿,双侧胸腔积液,双肺感染。

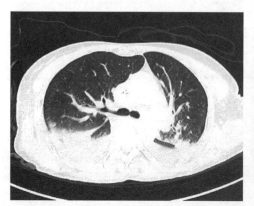
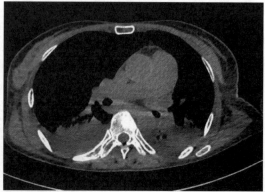

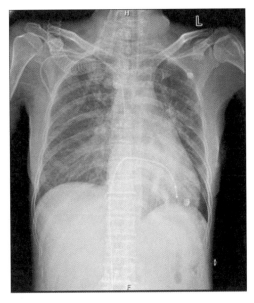

图 3-6-3 CT 及 X 线

教师指引学生讨论的问题

1. 判读检验检查结果。
2. 简述该患者可能的诊断、紧急处理方案，并作出病情判断。
3. 判断患者是否存在休克。如果是，分析休克的类型。
(1)心源性休克：分析心源性休克的病理生理机制。
(2)感染性休克的鉴别。
4. 简述心源性休克血流动力学监测及急诊处理。
5. 还需要进一步询问哪些病史、体格检查？
6. 下一步处理方案是什么？

本幕结局与转归：留置右侧锁骨下 CVC 置管，监测 CVP，检验检查结果判断，完善了诊断，明确风湿性心脏病合并感染性心内膜炎，心源性休克，予以抗感染、升压等对症治疗。

本幕小结

给出主要的异常检查结果，引导学生对初步诊断提出疑问。在整个过程中，要求学生掌握检验检查结果的判读，分析患者是否存在休克，掌握休克的类型、休克的血流动力学监测、补液和血管活性药的使用原则。根据检验检查结果进行下一步的修正诊断及进一步的处理，培养学生发散性的临床思维能力。

◆ 第三幕　彻底清除病灶

该患者在 3 月 24 日拔除气管插管，停用呼吸机辅助呼吸，3 月 26 日由急诊科抢救室转至心血管重症监护室治疗，继续予以抗感染、强心、抗心衰治疗，3 月 30 日停用临时起搏器，4 月 2 日好转出院。出院后予以美托洛尔、培哚普利、阿托伐他汀治疗，同时予以哌拉西林钠他唑巴坦钠抗感染。于 5 月 6 日入心脏大血管外科住院，5 月 14 日在全麻体外循环下行二尖瓣+主动脉瓣置管术+三尖瓣成形术，5 月 22 日好转出院。

教师指引学生讨论的问题

1. 总结病例特点，分析感染性心内膜炎的病因。
2. 简述感染性心内膜炎的诊断与鉴别诊断。
3. 简述感染性心内膜炎外科手术的指征及时机。

本幕结局与转归：完成手术出院后继续予以地高辛、氢氯噻嗪、螺内酯、氯化钾缓释片、华法林，动态监测 INR 值、胸片、心电图、心脏彩超。

本幕小结

根据诊治经过，引导学生再次总结病例特点，分析疾病发生发展的病理生理机制，得出确切诊断，拟定诊治方案。教学过程中，带领学生掌握晕厥鉴别诊断、三度房室传导阻滞的识别、心源性休克的急诊处理方案、感染性心内膜炎的病因诊断及处理，探讨如何快速稳定生命体征，为进一步诊治创造条件。

课程思政

体外膜氧合器（ECMO）并非横空出世的英雄，它的历史最早可以追溯到 20 世纪。这个看似简单的技术设备，其实经历了 60 多年的技术沿革才发展成熟。2022 年，由清华大学机械工程系与精准医学研究院、北京清华长庚医院联合研发的 ECMO，成功小批量试制样机，并顺利完成动物预实验。目前，ECMO 为很多急重症患者赢得了宝贵的救治时间，被人们誉为"救命神器"。

创新，是当代中国最鲜明的特征。中国共产党在领导人民从站起来、富起来到强起来的历史性飞跃中，发扬创新精神，不断完善中国特色社会主义制度，取得了令人瞩目的成就。"唯创新者进，唯创新者强，唯创新者胜"，在新的历史方位下，发扬敢为人先的创新精神，为创新中国建设汇聚磅礴动力，具有特殊而重要的意义。

（杨　宁）

第四章

神经系统急危重症

第一节　难以控制的抽搐

【学习目标】

1. 掌握全面性惊厥性癫痫持续状态的急诊处理方案。

2. 掌握全面性惊厥性癫痫持续状态的病理生理机制、病因、定义、临床表现、诊断与鉴别诊断、分类。

3. 掌握危重患者评估方法。

4. 掌握毒鼠强中毒的病理生理变化、诊断、鉴别诊断及急诊处理流程、毒鼠强引起癫痫的机制。

5. 从持续抽搐发病的急性毒鼠强中毒病例中提升急诊临床思维能力。

6. 培养学生自主学习的意识和能力、医患沟通能力及团队合作能力。

【教师案例指引方案】

3~8 名住培学生组成学习小组，分三次教学活动完成本轮 PBL 教学。部分病例资料提前一周分享给学习小组，学生提前学习相关知识，组长提前对学习任务做好分工。课堂中，将病例资料分步提供给学生，教师隐藏病例线索并在恰当的时机提供病例线索。根据教学目标预设问题，学生自己提出、讨论及解决问题。当学生提出来的问题偏离了教学目标时，教师根据预设问题进行引导。课堂中，教师不提供任何问题的答案，由学习小组课后自主学习并在下次课堂汇报。

【课堂内时间安排】

1. 一次课程时间：120 分钟。

2. 教师介绍时间：5 分钟。

3. 学生讨论时间：90 分钟。

4. 学生总结时间：15 分钟。

5. 教师总结与讲评时间：10 分钟。

◆ 第一幕　先开枪，再瞄准

小王，男，38 岁，是一名公务员，这 3 天情绪有点小波动，他妻子一直陪伴其左右安抚情绪，1 小时前他妻子去客厅倒水，听到房内有较大动静，马上回房间发现小王倒在地上，全身抽搐不止，唇面发绀，神志不清，马上拨打了 120 急救电话将其送入急诊科抢救室。

你是急诊科抢救室的值班医生，这天 19：00 左右，中南大学湘雅医院 120 救护车将小王从家中接来，既往无脑血管意外、头部外伤，无癫痫病史。因患者持续抽搐，抢救室急查生命体征：T 36.5 ℃，P 150 次/min，R 30 次/min，BP 89/61 mmHg，SPO$_2$ 65%。双瞳孔 2 mm，对光反射迟钝，小王入抢救室后仍持续性抽搐。（以上资料可以提前一周发给学习小组）

教师指引学生讨论的问题

1. 提炼主诉与现病史。
2. 简述临床适用的全面性惊厥性癫痫持续状态操作定义。
3. 简述全面性惊厥性癫痫持续状态的急诊处理方案。
4. 简述目前存在的问题与疾病的病理生理机制。
（1）全面性惊厥性癫痫持续状态的病理生理机制
（2）意识障碍的病理生理机制。
（3）低氧血症的病理生理机制。
5. 简述下一步需要补充的病史、重点部位体格检查及重点的检验检查。
提出需要补充的病史、重点部位体格检查及重点的检验检查后，提供如下资料：
小王，男，38 岁，已婚，本市公务员，12 月 4 日 19：00 就诊于急诊科。

主诉：被发现持续抽搐 1 小时。

现病史：患者家属于 12 月 4 日 18：00 左右发现其倒地抽搐，呈持续性，神志不清，唇面发绀，口吐白沫，双眼向上凝视，大小便失禁，紧急呼叫中南大学湘雅医院 120 送入急诊科抢救室，在 120 救护车上，因患者抽搐及车子晃动，无法建立静脉通路，故暂未使用任何药物。

既往史：体健，否认脑血管意外、头部外伤、抽搐病史，近期患者情绪有波动，患者妻子诉近几日基本都陪伴左右，共同吃住，未见其服用可疑药物及毒物病史，患者妻子无任何不适。

急诊检查：T 36.5 ℃，P 150 次/min，R 30 次/min，BP 89/61 mmHg，SPO$_2$ 65%；神志昏迷，持续性全身抽动状态，体格检查不配合，营养良好，唇面发绀，余皮肤正常，双眼向上凝视，双侧瞳孔等大等圆，直径约 2 mm，对光反射迟钝，双肺呼吸运动度一致，肋间隙正常，双侧胸廓扩张度对称，双肺叩诊清音，双肺呼吸音清晰，未闻及异常呼吸音及粗湿啰音。心前区无异常隆起，未见异常搏动，触诊心尖搏动位于左侧第五肋间锁骨中线内

1 cm，触诊心尖搏动正常。未触及震颤及心包摩擦感。心律齐，各瓣膜区听诊未闻及病理性杂音及心包摩擦音。腹部体格检查无法配合，四肢肌张力高，病理征阴性。

6.总结患者的病例特点。

7.目前的诊断及鉴别诊断。

8.下一步需要完善的检验检查。

9.呼吸衰竭的原因、分类、低氧血症的病理生理机制，呼吸衰竭时气管插管指征。

10.急诊危重患者外出送检注意事项。

11.了解急诊工作特点，碰到症状严重、诊断不清楚的情况，需当机立断，首先控制症状，再寻找病因(先开枪，再瞄准)。

本幕结局与转归：经缓慢静脉推注地西泮 10 mg 后患者抽搐无明显减轻，5 分钟后再次缓慢静脉推注地西泮 10 mg，症状无明显缓解，20 分钟后肌内注射苯巴比妥 100 mg，抽搐症状有所减轻，但不能完全停止，血氧饱和度仍较低，予以紧急气管插管后，SPO_2 90%，完善头部 CT、血糖、血气分析、血常规检查。

🔍 本幕小结

给出基本病例资料，引导学生总结病例特点，得出初步诊断，评估病情危重程度，拟定下一步的诊治措施。在整个过程中，要求学生掌握终止全面性惊厥性癫痫持续状态的推荐流程图、危重患者的评估方案，掌握全面性惊厥性癫痫持续状态的病理生理机制、临床表现、诊断与鉴别诊断，熟悉意识障碍、低氧血症的病理生理机制。

◆ 第二幕 真相藏在细节里 ─────────────── ◇◇

主要异常结果：

血常规：WBC $29.03×10^9/L$, Hb 159 g/L, 中性粒细胞绝对值 $8.61 ×10^9/L$, 淋巴细胞计数 $17.3×10^9/L$, 中性粒细胞百分比 30.8%, 淋巴细胞百分比 61.5%, PLT $342 ×10^9/L$。

血气分析：见图 4-1-1。

检验项目	结果		参考范围	单位	检验项目	结果		参考范围	单位
pH	7.01	↓	7.35~7.45		SO_2	100.0	↑	91.0~99.0	%
PCO_2	34.0	↓	35.0~45.0	mmHg	Temp	37.0			℃
PO_2	265.0	↑	80.0~100.0	mmHg	Ca^{2+}(7.4)	1.02	↓	1.10~1.30	mmol/L
Na^+	140.0		135.0~145.0	mmol/L					
K^+	4.4		3.50~5.50	mmol/L					
Ca^{2+}	1.20		1.10~1.30	mmol/L					
Glu	17.9	↑	3.9~6.1	mmol/L					
Lac	15.0	↑	0.5~1.5	mmol/L					
Hct	45.0		33.5~45.0	%					
HCO_3^-	8.6	↓	21.4~27.3	mmol/L					
TCO_2	9.6	↓	24.0~32.0	mmol/L					
BE(ecf)	−22.5		−3.0~3.0	mmol/L					
BE(B)	−21.8			mmol/L					

※标本状态：正常

图 4-1-1 血气分析

头部 CT 未见明显异常。

抽搐较前减轻，但不能完全缓解。

教师指引学生讨论的问题

1. 头部 CT 未见明显异常，腰穿检查脑脊液常规、生化、三大染色正常，目前已经使用两种抗癫痫药物，症状无法完全缓解，患者既往无抽搐病史，无卒中、头部外伤等其他可能引起继发性癫痫的病史，此情况与急性毒鼠强中毒症状极为相似，此刻我们是否应当扩展思路，大胆假设，小心求证？

2. 在已经问过的既往史中藏有一个细节，稍不留神可能会错过，即"近期患者情绪有波动"，既然不能排除急性毒鼠强中毒，我们是否应当根据更多发病时的细节问题进行追问？

3. 检验检查结果判读，分析患者异常结果的原因。

4. 简述该患者可能的诊断、病情判断。

5. 还需要进一步询问哪些病史？

6. 下一步的处理方案是什么？

本幕结局与转归：患者仍间断抽搐，进一步仔细询问患者妻子发病过程，有一个细节引起了医生重视，既往诊断抑郁症 3 年，近期情绪不稳定，2 天前曾表达过轻生的想法。

本幕小结

给出使用常规抗癫痫药物难以控制的抽搐状态、头部 CT 未见异常的线索，引导学生对常规诊断之外更多的思考。急诊科应当重视所有的细节，包括患者及其家属的心理状态，因为不同的人立场不同，提供的病史就可能存在偏差，所以医生不但要懂治病，也要懂人性。此外还要求学生掌握癫痫持续状态患者可能出现的异常结果。根据之前病史的轻微痕迹，结合目前已有检查结果，初步治疗后效果，进行更加仔细的病史询问，培养学生发散性的临床思维能力。

◆ 第三幕 大胆假设，小心求证

补充病史：已经使用两种抗癫痫药物，患者症状无法完全缓解，并且患者妻子诉既往无癫痫、脑血管病、头部外伤等可能导致患者持续性抽搐病史，头部 CT 未见明显异常，脑脊液常规、生化检查结果正常。再次仔细询问病史：既往诊断抑郁症 3 年，未服用任何抗抑郁药物，近期情绪不稳定，2 天前曾表达过轻生的想法，患者妻子考虑到患者公务员身份，担心对其之后工作有影响，也自认为抑郁症与此次发病无关，故初次询问病史时未主动提供，在急诊科医生再三追问下才说出，急诊医生立即指导患者家属在家寻找可疑物品，10 分钟后患者家属反馈在患者卧室床头柜发现遗书，垃圾桶中发现空玻璃小瓶，小瓶内仍有少量残余液体。

🔍 **教师指引学生讨论的问题**

1. 总结病例特点。

2. 急性毒鼠强中毒机制。

3. 可能诊断与鉴别诊断。

4. 下一步需要完善的检验检查及诊疗计划。

5. 根据学生提出的需要完善的检验检查,可补充以下资料:

患者血液及胃内容物中均检验出毒鼠强成分。

停止抽搐后完善脑电图检查(图4-1-2)。

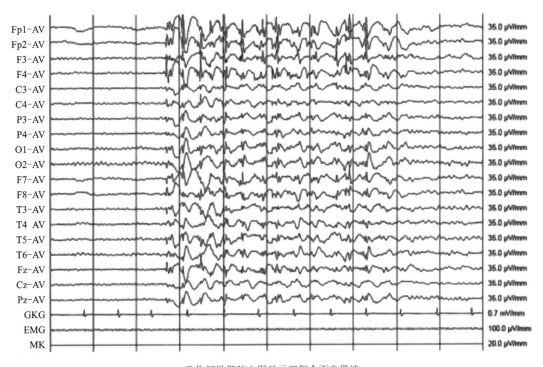

发作间歇期脑电图显示双侧全面尖慢波。

图 4-1-2　脑电图检查

6. 简述毒鼠强引起的癫痫持续状态与脑血管病等引起的癫痫持续状态鉴别要点。

7. 简述急性鼠药中毒治疗原则及血滤指征。

8. 简述导致误诊、漏诊的因素。

9. 在诊断治疗陷入僵局时,如何大胆假设,小心求证?

本幕结局与转归:患者转入 ICU 后予以呼吸机辅助呼吸,三连镇静+肌松药物泵入,并且连续性血滤+血液灌流治疗,第 2 天完全停止抽搐,神志清楚,第 4 天拔除气管导管,患者本人亦承认服用鼠药病史,血液及胃内容物毒物检测也查出毒鼠强成分,治疗 1 周后出院,目前长期在门诊就诊,口服抗癫痫药物治疗。

本幕小结

　　根据细节，大胆假设可能导致抽搐的原因，但科学是讲究证据的，我们需要小心地求证，毒物鉴定结果和患者清醒后提供的病史，证明了我们猜想的正确性。引导学生再次总结病例特点，得出诊断，拟定下一步诊治方案。教学过程中，带领学生掌握全面性惊厥性癫痫持续状态与急性毒鼠强中毒诊断、鉴别诊断，掌握急性毒鼠强中毒急诊处理方案、中毒患者急诊血液净化指征，熟悉急性毒鼠强中毒的病理生理机制；探讨该病例诊疗先后顺序，认识到我们不光要了解疾病本身，还需要了解疾病背后，患者及其家属作为人的社会属性所可能存在的人为因素对诊疗过程的影响。

（袁光雄）

第二节　一个悲伤又幸运的故事

【学习目标】

　　1. 掌握急性脑卒中病因、病理生理机制、临床表现、诊断与鉴别诊断及治疗。
　　2. 掌握急性脑梗死的溶栓适应证和注意事项。
　　3. 熟悉急性脑血管病的 CT 特点及结果分析。
　　4. 了解脑血管病的介入治疗。
　　5. 了解急性脑血管病 MR 的特点及结果分析。
　　6. 了解神经系统体格检查及神经定位体征的判断。

【教师案例指引方案】

　　3~8 名住培学生组成学习小组，分三次教学活动完成本轮 PBL 教学。部分病例资料提前一周分享给学习小组，学生提前学习相关知识，组长提前对学习任务做好分工。课堂中，将病例资料分步提供给学生，教师隐藏病例线索并在恰当的时机提供病例线索。根据教学目标预设问题，学生自己提出、讨论及解决问题。当学生提出来的问题偏离了教学目标时，教师根据预设问题进行引导。课堂中，教师不提供任何问题的答案，由学习小组课后自主学习并在下次课堂汇报。

【课堂内时间安排】

　　1. 一次课程时间：120 分钟。
　　2. 教师介绍时间：5 分钟。
　　3. 学生讨论时间：90 分钟。

4. 学生总结时间: 15 分钟。

5. 教师总结与讲评时间: 10 分钟。

◆ 第一幕　信息扑面而来

你是急诊科抢救室的晚班值班医生, 这天 21: 36, 分诊台来了一名老年患者。周某, 男, 70 岁, 于今日 20: 30 左右在打牌时突发言语含糊、左侧肢体活动障碍, 不能抓牌、不能走路, 随后出现意识障碍, 呼之不应, 家人怀疑心跳停止并进行了 2 分钟心前区的按压, 约 5 分钟左右神志恢复清楚, 仍有言语不清、左侧肢体活动障碍, 急送至中南大学湘雅医院急诊科。分诊测生命体征: T 36.5 ℃, P 85 次/min, R 20 次/min, BP(左侧 100/60 mmHg, 右侧 105/70 mmHg), 身高 170 cm, 体重 65 kg。神志清楚, 感胸痛不适, 呼吸时加重, 左侧肢体不能活动。分诊后送入急诊科抢救室。(以上资料可以提前一周发给学习小组)

🔑 教师指引学生讨论的问题

1. 提炼主诉与现病史。

2. 简述目前存在的问题与疾病的病理生理机制。

(1)意识障碍的病理生理机制。

(2)胸痛的常见原因。

3. 简述下一步需要补充的病史、重点部位体格检查及重点的检验检查。

提出需要补充的病史、重点部位体格检查及重点的检验检查后, 提供如下资料:

周某, 男, 70 岁, 已婚, 退休工人。

主诉: 突发言语不清、左侧肢体活动障碍约 1 小时。

现病史: 患者自诉及家属补充, 患者于今日 20: 30 左右在打牌时突发言语含糊、左侧肢体偏瘫, 不能活动, 随后出现意识障碍, 呼之不应, 家人怀疑心跳停止并进行了 2 分钟心前区的按压, 无呕吐, 无牙关紧闭, 无口吐白沫, 无抽搐, 无二便失禁, 家属呼叫 120 急救电话, 约 5 分钟患者神志恢复清楚, 仍有言语不清、左侧肢体活动障碍, 感心前区胸痛, 呼吸时疼痛加重, 无其他明显不适, 由 120 救护车送至中南大学湘雅医院急诊科, 分诊后 21: 36 送入抢救室, 近期食纳、大小便正常, 体重无明显变化。

既往有长期咳嗽、咳痰病史, 无其他病史, 否认传染病史, 无食物药物过敏史, 无外伤史, 无手术史。患者吸烟约 40 余年, 每天约 20 支, 未戒烟。

适龄婚育, 子女体健。

家族史无异常。

体格检查: T 36.5 ℃, P 85 次/min, R 20 次/min, BP(左侧 100/60 mmHg, 右侧 105/70 mmHg), 身高 170 cm, 体重 65 kg。

发育正常, 营养不良, 被动体位, 神志清楚, 体查合作, 无特殊病容, 无贫血貌。全身皮肤黏膜、巩膜无黄染、出血点, 无皮疹。全身浅表淋巴结未触及, 头颅五官大小、形态正常，双侧瞳孔等大等圆，直径约 3 mm，对光反射灵敏，鼻翼无煽动，外耳道无流液，口唇无发绀，咽部无充血，双侧扁桃体无肿大，表面未见脓点。颈软，气管居中，双侧甲状腺未触及肿大，颈静脉不充盈。胸廓对称无畸形，呼吸运动自如，呼吸平稳，双侧语颤正常，无胸膜摩擦感，胸廓挤压征阳性，双肺叩诊清音，双下肺呼吸音低，双肺未闻及干、湿啰音。心前区无隆起，心尖搏动位于左第 5 肋间锁骨中线内侧 0.5 cm 处，无异常心尖搏动，心界不大，心率 85 次/min，律齐，心音可，无杂音。腹部平坦，无腹壁静脉曲张，无手术疤痕，无胃肠型及蠕动波，腹肌柔软，全腹无压痛、无反跳痛，肝脏未触及，脾脏未触及，墨菲氏征阴性，腹部未扪及明显包块，肝区叩痛阴性，双肾区叩痛阴性，移动性浊音阴性，肠鸣音正常，约 4 次/min，无气过水声，无血管杂音。肛门、直肠和外生殖器未见异常。脊柱四肢无畸形，关节活动自如，双下肢无明显水肿。

专科情况：神志清楚，言语含糊不清，双眼向右凝视，口角向右侧歪斜，伸舌偏左，颈软，右侧肢体肌力 5 级，肌张力正常，左侧肢体肌力 0 级，左侧肌张力增高，双侧肢体触痛觉正常，双侧巴氏征阴性。NHISS 评分为 14 分。

4. 总结该患者的病例特点。

5. 简述目前的诊断及鉴别诊断。

6. 简述下一步首先需要完善的检验检查。

7. 本例中家属行心肺复苏处理是否正确？

本幕结局与转归：急诊入脑卒中绿色通道，完善血常规、心电图、肌钙蛋白、血糖、头胸部 CT 检查。

本幕小结

给出基本病例资料，引导学生总结病例特点，得出初步诊断，评估病情危重程度，拟定下一步的诊治措施。在整个过程中，要求学生掌握脑卒中的快速评估（FAST 原则）及拟诊脑卒中患者进一步确认诊断需要进行的检验检查。

◆ 第二幕　诊断抽丝剥茧

主要结果如下：

血糖：5.7 mmol/L。

肌钙蛋白：0.008 ng/mL。

头部 CT（图 4-2-1）：右侧上颌窦炎。

肺部 CT（图 4-2-2）：符合慢性支气管疾病、肺气肿并双下肺感染（以间质性肺炎为主），双肺多发肺大疱考虑左侧第 3~9 肋骨骨折可能，请结合临床。

心电图：房性心律，房性期前收缩，T 波改变，右室导联未见异常，后壁导联呈 T 波改变。

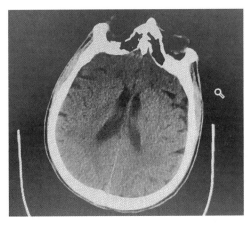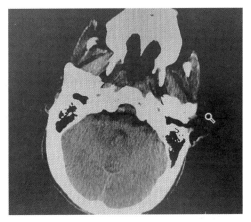

图 4-2-1 头部 CT

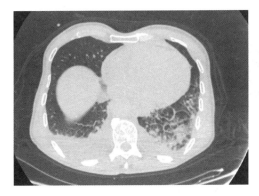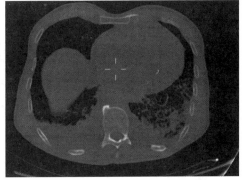

图 4-2-2 肺部 CT

教师指引学生讨论的问题

1. CT 的判读。

2. 简述神经系统体格检查及神经定位体征的判断。

3. 简述急性脑梗死的诊断标准。

4. 简述急性缺血性脑梗死的治疗(适应证、绝对禁忌证、相对禁忌证、药品选择),初步了解介入治疗的指征。

补充病例资料:

周某,男,70 岁,因突发言语不清、左侧肢体活动障碍约 1 小时由中南大学湘雅医院 120 救护车接入院。发病时间 20:30 左右,入急诊科时间 21:36,否认糖尿病、冠心病、高血压病史,入急诊科体格检查:左侧 BP 100/60 mmHg,右侧 BP 105/70 mmHg,NIHSS 14 分,神志清楚,言语含糊不清,双眼向右凝视,口角歪斜,伸舌偏左,颈软,肺部无啰音,心率 85 次/min,律齐,腹软,右侧肢体肌力 5 级,肌张力正常,左侧肢体肌力均 0 级,左侧肌张力增高，双侧肢体痛觉初查正常，双侧巴氏征未引出，血氧饱和度 99%。立即启动脑卒中绿色通道流程，立即完善血糖检查（5.7 mmol/L），立即完善相关血液检查及心电图检查，于 21：49 到达 CT 室，21：54 头部 CT 未见颅内出血及占位，目前无静脉溶栓禁忌证，向患者家属交代溶栓治疗的重要性、紧迫性及治疗风险并征得患者家属签字同意，于 22：08 启动静脉溶栓治疗，患者 65 kg，采用 0.9 mg/kg 标准方案，使用阿替普酶总量 58.5 mg，其中 5.85 mg 静推，其余用量一小时内泵注完毕。反复向患者家属交代行脑血管介入检查评估及治疗事宜，患者家属商议后表示拒绝行脑血管造影检查及治疗。22：32 送监护室行监护治疗。监测血压变化，监测全身出血表现。

5. 思考胸痛的常见原因。

本幕结局与转归：经阿替普酶静脉溶栓治疗，患者偏瘫及言语不清症状基本缓解，仍有胸痛，予以对症治疗。

本幕小结

给出主要的检查结果，引导学生提出初步诊疗计划，对主要诊断之外阳性体征进行思考。在整个过程中，要求学生掌握脑卒中诊断思维，了解常见评分手段（NIHSS、GCS），了解定位判断在脑卒中诊断中的重要性，掌握脑血管前后循环病变的区别，掌握急性脑梗死静脉溶栓治疗的适应证、禁忌证。根据脑卒中之外症状体征，提出对整个病情的疑问，进行下一步的修正诊断及进一步的处理，培养学生发散性的临床思维能力。

◆ 第三幕 找出幕后真凶

住院第二日查房，患者诉胸痛不适，予酒石酸布托啡诺持续泵入后仍感疼痛，且向背部呈放射状胀痛，血压正常低值，经补液扩容后，血压未见明显升高，体格检查：T 36.5 ℃，P 89 次/min，R 20 次/min，BP（左侧 105/56 mmHg，右侧 111/57 mmHg）。神志清楚，言语流利，体格检查合作，颈软，呼吸平稳，肺部呼吸低，双肺可闻及散在湿啰音，左侧胸廓压痛明显，心率 89 次/min，律齐，腹平软，无压痛及反跳痛，四肢肌力、肌张力正常，肢体触痛觉正常，双侧巴氏征阴性。

结果回报（住院第 2 日）：

肝肾功能检查：正常。

血常规：WBC 12.73×10⁹/L，中性粒细胞百分比 86.3%，PLT 155×10⁹/L，Hb 119.0 g/L。

D-二聚体：5.0 mg/L。

凝血功能：正常。

床旁腹部彩超：肝脾双肾输尿管未见异常。

心电图：窦性心动过缓，房性期前收缩。

静脉溶栓后查头颅 MRI（图 4-2-3）：右侧额顶枕叶、侧脑室三角区、右颞叶、岛盖、基底节区、胼胝体膝部右侧及左侧额叶部分皮层多发急性-亚急性脑梗死。

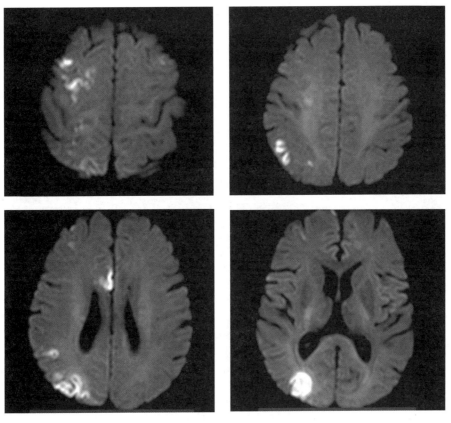

图 4-2-3　头颅 MRI

肺部 CT(图 4-2-4)：肺部感染，肺大疱。双侧胸腔少量积液，前纵隔区囊状影，考虑积液。左侧肋骨骨折。

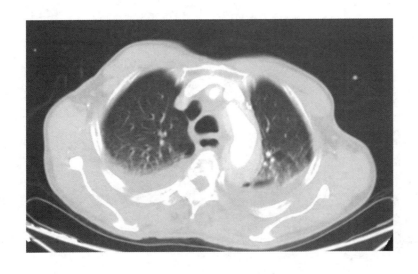

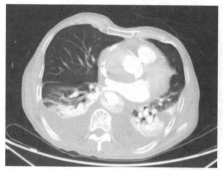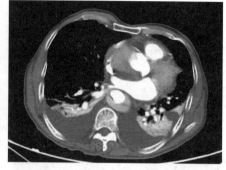

图 4-2-4 肺部 CT

血气分析: pH 7.36, $PaCO_2$ 67 mmHg, $PaCO_2$ 38 mmHg, BE -3.9 mmol/L, HCO_3^- 21.5 mmol/L, Lac 1.2 mmol/L, TCO_2 22.7 mmol/L。

教师指引学生讨论的问题

1. 胸痛还有其他原因吗?

2. 简述脑卒中病灶在 CT 和磁共振图像中的判断和区别。此患者多发病灶的原因可能是什么?

3. 简述下一步需要完善的检验检查。

根据学生提出的需要完善的检验检查资料,可补充以下资料:

主动脉 CTA(图 4-2-5)检查结果:主动脉夹层(Debakey Ⅰ型)右侧头臂干及分支受累,左侧锁骨下动脉、腋动脉受累可能。

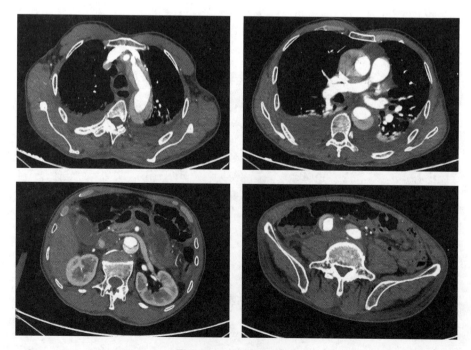

图 4-2-5 主动脉 CTA

4.总结病例特点,分析脑卒中的病因分型(TOAST 分型)。

本幕结局与转归:主动脉夹层手术治疗。

 本幕小结

根据上次讨论得出的与初步诊断不相符的症状、体征、实验室检查,进一步给出详细的病史及检查结果。引导学生再次总结病例特点,得出可能的诊断,并进一步分析急性脑梗死的分型原则,学习 TOAST 分型。

同时通过此次的病例学习,带领学生从偏瘫、意识改变、胸痛、低氧血症、低血压等多个系统症状体征,探讨该病例是如何发生发展,学习"先开枪,再瞄准"的急诊思维。

(袁光雄)

第三节　难以捉摸的头痛

【学习目标】

1.掌握颅内感染的急诊处理方案。

2.熟悉危重患者评估方法。

3.熟悉颅内感染、高颅压的病理生理机制。

4.掌握颅内感染的病理生理变化、诊断、鉴别诊断及急诊处理流程。

5.从头痛症状起病合并高颅压的病例中提升急诊临床思维能力。

6.培养学生自主学习的意识和能力、医患沟通能力及团队合作能力。

【教师案例指引方案】

3~8 名住培学生组成学习小组,分三次教学活动完成本轮 PBL 教学。部分病例资料提前一周分享给学习小组,学生提前学习相关知识,组长提前对学习任务做好分工。课堂中,将病例资料分步提供给学生,教师隐藏病例线索并在恰当的时机提供病例线索。根据教学目标预设问题,学生自己提出、讨论及解决问题。当学生提出来的问题偏离了教学目标时,教师根据预设问题进行引导。课堂中,教师不提供任何问题的答案,由学习小组课后自主学习并在下次课堂汇报。

【课堂内时间安排】

1.一次课程时间:120 分钟。

2.教师介绍时间:5 分钟。

3.学生讨论时间:90 分钟。

4.学生总结时间：15 分钟。

5.教师总结与讲评时间：10 分钟。

第一幕　剧烈头痛为哪般

48 岁的刘大叔，从 1 个月前就开始出现反复头疼，整个脑袋胀得难受，还有发热，自测体温超过 38 ℃，所以到当地医院去看病，医生给他输液治疗，效果欠佳。这下把刘大叔给吓坏了，又赶去他所在的市级医院，做了个腰椎穿刺检查和磁共振检查，医生说他可能是病毒性脑膜脑炎，给他用了抗病毒、抗感染等药物治疗半个月，还是没有治好。

你是急诊科抢救室的白班值班医生，这天 14:00，分诊台来了一位刘大叔，因为反复头痛、发热来看病，在当地医院按病毒性脑膜脑炎治疗效果欠佳，遂来急诊科。他提到，在当地做腰椎穿刺压力高。分诊台测生命体征：T 38.5 ℃，P 121 次/min，R 32 次/min，BP 152/96 mmHg，SPO₂ 99%。（以上资料可以提前一周发给学习小组）

教师指引学生讨论的问题

1.提炼主诉与现病史。

2.简述目前存在的问题与疾病的病理生理机制。

(1)头痛的病理生理机制。

(2)高颅压的病理生理机制。

(3)颅内感染的病理生理机制。

3.简述该患者的颅内感染类型。

4.简述下一步需要补充的病史、重点部位体格检查及重点的检验检查。

提出需要补充的病史、重点部位体格检查及重点的检验检查后，提供如下资料：

刘某，男，48 岁，已婚，农民，11 月 8 日 14:00 就诊于急诊科。

主诉：头痛发热 1 月余。

现病史：患者于 9 月 2 日开始出现头痛，以整个头部胀痛为主，尚能忍受，与体位无关，伴有发热，最高体温 38.8 ℃，无恶心呕吐、视力模糊，无四肢无力，无全身酸痛，于当地医院输液治疗，诉未见好转，头痛逐渐加重，10 月 26 日遂于当地市级医院住院治疗，完善腰椎穿刺术，腰穿压力 450 mmH₂O，WBC 169×10⁶/L，多核细胞 63.9%，蛋白 0.698 g/L，Cl⁻ 113.3 mmol/L，葡萄糖 2.69 mmol/L，颅脑磁共振提示右侧额叶脑梗死，治疗上予以阿昔洛韦抗病毒，头孢他啶抗感染，阿司匹林片抗血小板聚集，患者症状未见好转。11 月 3 日复查腰穿压力 330 mmH₂O，WBC 109×10⁶/L，单核细胞 56.8%，蛋白 0.811 g/L，Cl⁻ 114.46 mmol/L，葡萄糖 1.72 mmol/L，今为进一步治疗遂来中南大学湘雅医院急诊科。

既往史：慢性萎缩性胃炎病史。无血吸虫病疫水接触史，无吸烟、饮酒史。无冶游史。已婚，25 岁结婚，育有 2 子，配偶及儿子均体健。

一般检查：T 38.5 ℃，P 121 次/min，R 32 次/min，BP 152/96 mmHg，SPO₂ 99%。神

志清楚，全身皮肤及巩膜无黄染及瘀点瘀斑，浅表淋巴结无肿大，咽部正常，双肺呼吸音清，未闻及干湿啰音，心率 121 次/min，律齐，无杂音。

神经专科情况：神清，语利，双侧瞳孔等大等圆，直径约 3 mm，对光反射灵敏，双眼球活动正常，双侧鼻唇沟对称，伸舌居中，咽反射存在。颈抗两横指，四肢肌力 5 级，肌张力可，腱反射正常。双侧 Kernig 征阴性，病理征未引出。浅感觉检查未见异常。

5. 总结患者的病例特点。

6. 简述目前的诊断及鉴别诊断。

7. 下一步需要完善的检验检查。

本幕结局与转归：经过抗病毒、抗感染、止痛等处理，患者症状稍好转。

本幕小结

给出基本病例资料，引导学生总结病例特点，得出初步诊断，评估病情危重程度，拟定下一步的诊治措施。在整个过程中，要求学生掌握颅内感染的急诊处理方案、危重患者的评估方案，熟悉头痛、高颅压和颅内感染的病理生理机制。

◆ 第二幕　反复检查仍无果

进行腰椎穿刺测压并送检脑脊液检查，主要结果如下：

脑脊液压力：大于 400 mmH$_2$O。

脑脊液常规：无色，清晰透明，无凝块，潘氏试验阳性，细胞总数 48×10^6/L，WBC 30.0×10^6/L，多核细胞 75%，单核细胞 25%。

脑脊液生化：微量蛋白 0.68 g/L，葡萄糖 2.76 mmol/L，LDH 15.0 U/L，腺苷脱氨酶 2.0 U/L，Cl$^-$ 130.2 mmol/L。

脑脊液三大染色：墨汁染色阴性，革兰氏染色阴性，抗酸染色阴性。

教师指引学生讨论的问题

1. 判读检验检查结果。

2. 简述该患者可能的诊断、该患者急诊处理方案，并作出病情判断。

3. 脑脊液检查在颅内感染的诊断中具有哪些指导性作用？

4. 简述高颅压的判断与处理。

5. 修正诊断。

6. 还需要进一步询问哪些病史、体格检查？

7. 下一步的处理方案是什么？

本幕结局与转归：患者仍间断头痛、呕吐，无发热，无肢体抽搐，症状稍好转。

本幕小结

给出主要的异常检查结果，引导学生对初步诊断提出疑问。在整个过程中，掌握检验检查结果的判读，掌握颅内感染的诊疗流程、颅内感染的治疗原则。根据检验检查结果进行下一步的修正诊断及进一步的处理，培养学生发散性的临床思维能力。

◆ 第三幕　水落石出揭真相

补充病史：患者邻居有养鸽子，经常接触鸽子粪便。
补充化验：患者脑脊液二代测序，新型隐球菌。

教师指引学生讨论的问题

1. 总结病例特点，颅内感染的病因与机制。
2. 可能诊断与鉴别诊断。
3. 引导学生思考墨汁染色和脑脊液二代测序的意义。
4. 总结病例特点，分析可能的诊断、鉴别诊断。
5. 下一步的处理方案是什么？

本幕结局与转归：本例患者收入神经内科病房，经过两性霉素 B 脂质体、氟康唑抗隐球菌治疗等，住院 40 余天，治愈出院。

本幕小结

根据上次讨论得出的与初步诊断不相符的症状、体征、实验室检查，进一步给出详细的病史及检查结果。引导学生再次总结病例特点，得出诊断，拟定下一步诊治方案。教学过程中，带领学生掌握颅内感染的急诊处理方案，熟悉隐球菌脑膜炎的病理生理机制、临床表现，探讨该病例误诊、漏诊的原因，讨论如何通过辅助检查来提高颅内感染的诊断能力。

课程思政

拉蒙·卡哈尔是西班牙神经解剖学先驱。1906 年，由于提出"神经细胞理论"等贡献，他获得了诺贝尔生理学或医学奖。20 世纪 50 年代，在电子显微镜出现后，他提出的这些理论得以证实，并成为今天神经科学研究的理论基础。

拉蒙·卡哈尔的事迹包含以下思政元素。①科学精神：卡哈尔通过大量科学实验，发现了小脑和视网膜的神经细胞的轴突是自由的、终结性的，便大胆质疑高尔基的神经组织网状学说，这体现了他客观理性的精神；同时，他也是神经科学史上以新视角看待问题、勇于对过去的错误理论发起辩驳的模范。可见，创新精神和严谨求实的精神对科学进步是非常重要的。②奉献精神：为了推广自己的研究成果，拉蒙·卡哈尔不顾经济窘迫，自掏腰包创办杂志。

（宋延民）

第五章

消化系统急危重症

第一节 触目惊心的呕血、黑便

【学习目标】

1. 掌握消化道大出血的急诊处理方案。
2. 熟悉危重患者评估方法。
3. 熟悉呕血、黑便的常见原因及休克的病理生理机制。
4. 掌握肝硬化合并食管胃底静脉曲张出血(EGVB)的病理生理变化、诊断及鉴别诊断及急诊处理流程。
5. 从呕血、黑便合并休克的病例中提升急诊临床思维能力。
6. 培养学生自主学习的意识和能力、临床思维能力及团队合作能力。

【教师案例指引方案】

3~8名住培学生组成学习小组,分三次教学活动完成本轮PBL教学。部分病例资料提前一周分享给学习小组,学生提前学习相关知识,组长提前对学习任务做好分工。课堂中,将病例资料分步提供给学生,教师隐藏病例线索并在恰当的时机提供病例线索。根据教学目标预设问题,学生自己提出、讨论及解决问题。当学生提出来的问题偏离了教学目标时,教师根据预设问题进行引导。课堂中,教师不提供任何问题的答案,由学习小组课后自主学习并在下次课堂汇报。

【课堂内时间安排】

1. 一次课程时间:120分钟。
2. 教师介绍时间:5分钟。

3. 学生讨论时间：90 分钟。

4. 学生总结时间：15 分钟。

5. 教师总结与讲评时间：10 分钟。

◆ 第一幕　显而易见

　　成某，57 岁，昨天晚上和往常一样吃晚饭、小酌一杯后，出现拉肚子的情况，拉了两次，大便不成形，颜色偏黑，成某认为是吃坏东西了，没有重视。今天晨起锻炼，锻炼过程中开始觉得恶心，呕吐了 1 次，吐出来一摊血，大概有 1/4 矿泉水瓶(容量约 500 mL)的量。他觉得全身乏力，头晕，口渴，立即给老伴打电话，老伴赶来后怕是胃出血，立即送成某前往医院急诊科，在分诊台成某再次出现呕吐，呕吐物为暗红色液体，伴有血凝块，量约 700 mL。

　　你是急诊科抢救区的白班值班医生，这天上午 10：00 左右，成某来到了分诊台，自称今晨锻炼时，出现恶心、呕吐，呕吐物为暗红色血样物质，觉得全身乏力、头晕不适，遂来急诊科，来急诊科后又出现呕血 1 次。他提到，昨天晚上出现腹泻 2 次，为黑便。分诊台测生命体征：T 36.7 ℃，P 120 次/min，R 26 次/min，BP 80/52 mmHg，SPO_2 97%。成某入抢救室后，再解黑便 1 次，暂未呕血。(以上资料可以提前一周发给学习小组)

🔍 教师指引学生讨论的问题

1. 提炼主诉与现病史。

2. 简述目前存在的问题与疾病的病理生理机制。

(1) 呕血的常见原因。

(2) 黑便的常见原因。

(3) 休克的病理生理机制。

3. 判定患者消化道出血危险程度分层。

4. 简述下一步需要补充的病史、重点部位体格检查。

提出需要补充的病史、重点部位体格检查后，提供如下资料：

成某，男，57 岁，已婚，退休离职人员，5 月 9 日 10：00 就诊于急诊科。

主诉：黑便 1 天，呕血 2 小时。

现病史：患者于 5 月 8 日晚餐及饮酒后出现腹泻，腹泻 2 次，大便颜色偏黑，不成形，患者未予重视，2 小时前患者晨起锻炼，突然出现恶心，伴呕吐 1 次，呕吐物为暗红色物质，量约 150 mL，伴全身乏力、头晕、口渴，遂来急诊科，于急诊科分诊台处患者再次出现呕吐，呕吐物为暗红色液体，伴血凝块，量约 700 mL。

既往史：既往有高血压病史、胃溃疡病史。

一般检查：T 36.6 ℃，P 123 次/min，R 30 次/min，BP 76/48 mmHg，SPO_2 96%。神志清楚，精神差，口唇干燥苍白，贫血貌，双肺未闻及干湿啰音，心率 123 次/min，律齐，腹软，剑突下压痛。

5. 总结患者的病例特点。

6. 简述目前的诊断及鉴别诊断。

7. 简述下一步需要完善的检验检查。

本幕结局与转归：立即抽血完善血常规并交叉配血，经积极补液（林格液 500 mL）、输注去白细胞的悬浮红细胞 200 mL 后，并予以质子泵抑制剂（PPI）泵入，患者血压较前升高。

本幕小结

给出基本病例资料，引导学生总结病例特点，得出初步诊断，评估病情危重程度，拟定下一步的诊治措施。在整个过程中，要求学生掌握急性消化道出血的急诊处理方案、危重患者的评估方案，熟悉呕血、黑便、休克的病理生理机制。

◆ 第二幕　按迹寻踪

患者生命体征暂平稳，完善血液检查及腹部 CT 检查，结果如下：

血常规：WBC 8.14×10^9/L，Hb 60g/L，PLT 132×10^9/L。

生化：ALB 34.70 g/L，TBIL 54.68 μmol/L，DBIL 34.35 μmol/L，间接胆红素 20.33 μmol/L，ALT 123.4 U/L，AST 150.5 U/L；LDH 534.7 U/L；肾功能、电解质正常。

凝血功能：正常。

教师指引学生讨论的问题

1. 判读检验检查结果。

2. 简述患者目前的诊断、紧急处理方案，并作出病情判断。

3. 简述失血的原因及失血部位。

4. 消化道出血合并休克应该怎样补液？

5. 简述急性上消化道出血的急诊诊治流程。

6. 还需要进一步询问哪些病史，需完善哪些体查？

7. 下一步需要怎样治疗？

本幕结局与转归：患者再次出现呕血，血压再次下降，立即予以生长抑素泵入，头孢类抗生素预防感染，并予以多巴胺维持血压。

本幕小结

给出主要的异常检查结果，引导学生对初步诊断提出疑问。在整个过程中，要求学生掌握检验检查结果的判读、分析患者失血原因，掌握急性上消化道出血的急诊诊治流程。根据检验结果进行下一步的修正诊断及进一步的处理，培养发散性的临床思维能力。

◆ 第三幕　水落石出

补充病史：患者饮酒 30 余年，每天饮白酒约 200 mL，患者近 1 个月来感腹胀、乏力，经常腹泻。

补充体查：肝浊音界缩小，肠鸣音弱，移动性浊音(+)。

🔍 教师指引学生讨论的问题

1. 总结病例特点，腹腔积液的病因与病理生理机制。

2. 根据影像学检查修正诊断。

腹部 CT(图 5-1-1)检查回报，结果如下。

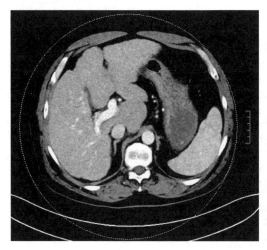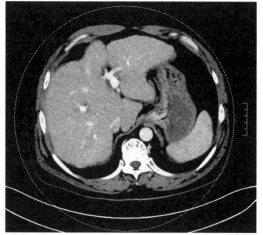

图 5-1-1　患者部分腹部 CT 图像

CT 提示：肝硬化、门静脉高压。

3. 总结病例特点，分析可能的诊断及鉴别诊断。

4. 若患者再次出现呕血，急诊暂无内镜条件，你应该怎样处理？

完善急诊胃镜检查(图 5-1-2)，结果如下：距门齿 23 cm 以下，食管四壁各见一条蓝紫色曲张静脉，距门齿 32 cm 曲张静脉表面见一破口，覆有白色血栓，行静脉曲张套扎术。

5. 简述肝硬化的病因。

6. 简述肝硬化合并食管胃底静脉曲张破裂出血(EGVB)的病理生理机制。

7. 简述肝硬化的并发症。

8. 下一步的处理方案是什么？

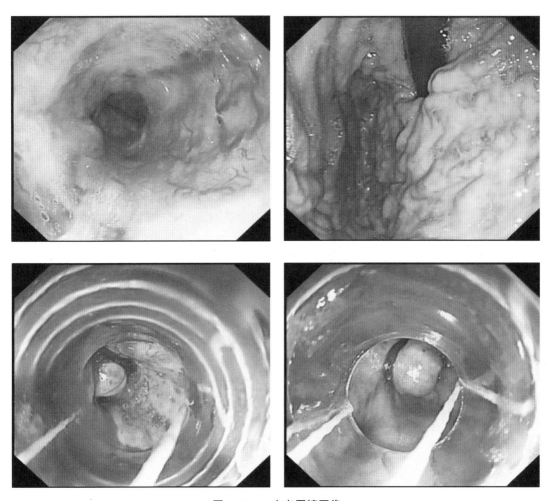

图 5-1-2 患者胃镜图像

本幕小结

　　根据上次讨论得出的与初步诊断不相符的症状、体征、实验室检查，进一步给出详细的病史及检查结果。引导学生再次总结病例特点，得出诊断，拟定下一步诊治方案。教学过程中，带领学生掌握EGVB的急诊处理方案、EGVB的治疗及预防，熟悉肝硬化与EGVB的病理生理机制、临床表现，探讨该病例诊断的误区，讨论如何全面地收集病史资料及怎样明确诊断。

（韩小彤　杨　昭）

第二节　意识障碍之谜

【学习目标】

1. 掌握肝性脑病的急诊处理方案。
2. 了解肝性脑病危重患者评估方法。
3. 熟悉昏迷、意识障碍、谵妄的病理生理机制。
4. 掌握肝性脑病的病理生理变化、诊断、鉴别诊断及急诊处理流程。
5. 从谵妄起病合并消化道出血的肝性脑病病例中提升急诊临床思维能力。
6. 培养学生自主学习的意识和能力、医患沟通能力及团队合作能力。

【教师案例指引方案】

3~8 名住培学生组成学习小组，分三次教学活动完成本轮 PBL 教学。部分病例资料提前一周分享给学习小组，学生提前学习相关知识，组长提前对学习任务做好分工。课堂中，将病例资料分步提供给学生，教师隐藏病例线索并在恰当的时机提供病例线索。根据教学目标预设问题，学生自己提出、讨论及解决问题。当学生提出来的问题偏离了教学目标时，教师根据预设问题进行引导。课堂中，教师不提供任何问题的答案，由学习小组课后自主学习并在下次课堂汇报。

【课堂内时间安排】

1. 一次课程时间：120 分钟。
2. 教师介绍时间：5 分钟。
3. 学生讨论时间：90 分钟。
4. 学生总结时间：15 分钟。
5. 教师总结与讲评时间：10 分钟。

◆ 第一幕　说胡话的彭爷爷

69 岁的彭爷爷是一名退休职工，2 个月前开始出现反复腹胀，伴有恶心、呕吐。无咳嗽，无发热，无腹痛、腹泻，未予重视。上述症状逐渐加重，并于 2 月 12 日开始出现意识障碍，言语含糊不清，不认识人，说胡话。

你是急诊科抢救室的白班值班医生，2 月 12 日 14：00 左右，分诊台护士叫你查看患者，协助分诊，在急诊科分诊台测量生命体征：T 36.5 ℃，P 54 次/min，R 20 次/min，BP 113/85 mmHg，SPO_2 96%，意识模糊。入急诊科抢救室进一步治疗。（以上资料可以提前一周发给学习小组）

 教师指引学生讨论的问题

1. 提炼主诉与现病史。
2. 简述目前存在的问题与疾病的病理生理机制。
(1) 谵妄的病理生理机制。
(2) 意识障碍的病理生理机制。
(3) 腹胀的病理生理机制。
3. 简述该患者的意识障碍类型。
4. 简述下一步需要补充的病史、重点部位体格检查及重点的检验检查。
提出需要补充的病史、重点部位体格检查及重点的检验检查后，提供如下资料：
彭爷爷，男，69岁，已婚，退休职工，2月12日14：00就诊于急诊科。
主诉：反复腹胀2月余，意识障碍5小时。
现病史：患者2个多月前开始出现腹胀，伴有恶心、呕吐，均为水样胃内容物，无腹泻、腹痛，无咳嗽、咳痰，无发热。未予重视，5小时前开始出现意识障碍，说胡话，不认识家人，遂入急诊科。
既往史：有高血压病史20年，一直口服氨氯地平降压。2018年有小脑梗死病史。
一般检查：T 36.5 ℃，P 54 次/min，R 20 次/min，BP 113/85 mmHg，SPO_2 96%，意识模糊，双肺无干湿啰音，心率54次/min，律齐，腹部稍膨隆，腹部压痛及反跳痛均阴性。肠鸣音正常。
5. 总结本例患者的病例特点。
6. 简述目前考虑的诊断及鉴别诊断。
7. 简述下一步需要完善的检验检查。
本幕结局与转归：经积极护脑、脱水降颅压、护肝等治疗后，患者意识障碍症状缓解，仍浑身乏力，意识淡漠。

 本幕小结

给出基本病例资料，引导学生总结病例特点，得出初步诊断，评估病情危重程度，拟定下一步的诊治措施。在整个过程中，要求学生掌握谵妄、意识障碍的急诊处理方案、危重患者的评估方案，熟悉谵妄、意识障碍、腹胀的病理生理机制。

◆ 第二幕 中风还是肝性脑病

入急诊科后完善抽血检查，主要结果如下：
血常规：WBC $6.64×10^9$/L，Hb 72 g/L，PLT $163×10^9$/L。

生化：ALB 33.1 g/L，ALT 66.0 U/L，TBIL 67.1 μmol/L；血糖、血淀粉酶正常；Cr 269 μmol/L，BUA 872.8 μmol/L；血氨 89 μmol/L。

凝血功能：APTT 69.50 s，PT 18.40 s，INR 1.47，D-二聚体 5.51 mg/L。

大便 OB 呈强阳性。

教师指引学生讨论的问题

1. 判读检验检查结果。

2. 简述该患者可能的诊断、紧急处理方案，病情判断。

3. 患者是否存在消化道出血？

4. 简述肝性脑病的治疗。

5. 修正诊断。

6. 针对肝性脑病的病因，需要完善哪些检验检查？

7. 下一步的处理方案是什么？

本幕结局与转归：患者仍意识淡漠，血压大致正常，继续予以护脑、输血、护肝、抗生素、补液等处理。

本幕小结

给出主要的异常检查结果，掌握检验检查结果的判读，分析患者是否存在肝性脑病，要求学生掌握肝性脑病的临床分型、肝性脑病的治疗原则。根据检验检查结果进行下一步的修正诊断及进一步的处理，培养学生发散性的临床思维能力。引导学生思考肝性脑病的病因、需要完善哪些检查化验。

◆ 第三幕　长期嗜酒惹的祸

补充病史：彭爷爷长期饮酒，每天饮 500 mL 左右白酒。

补充检验检查：中南大学湘雅医院急诊科 CT 示右侧大脑中动脉 M1 段、右侧大脑后动脉 P1 段及左侧大脑后动脉 P2 段多发局限性狭窄，左侧额叶、双侧顶叶、颞叶及枕叶灌注稍减低。颅脑平扫未见明显异常。

教师指引学生讨论的问题

1. 总结病例特点，肝性脑病的病因与机制。

2. 可能诊断与鉴别诊断。

3. 下一步需要完善的检验检查。

4. 总结病例特点，分析可能的诊断及鉴别诊断。

5. 下一步的处理方案是什么？

本幕结局与转归：经过护脑、输血浆、护肝、抗生素、补液等处理，彭爷爷神志转清，未再说胡话，予以办理出院。

本幕小结

　　根据本次提供的关于肝性脑病的一系列检验结果，引导学生再次总结病例特点，得出诊断，拟定下一步诊治方案。教学过程中，带领学生掌握肝性脑病的定义、急诊处理方案、鉴别诊断，熟悉肝性脑病的实验室检查。

（张　牧）

第三节　一份盐焗鸡惹的祸

 【学习目标】

　　1.掌握腹泻的急诊处理方案。

　　2.熟悉危重患者评估方法。

　　3.熟悉腹泻、休克的病理生理机制。

　　4.掌握感染性腹泻的病理生理变化、诊断、鉴别诊断及急诊处理流程。

　　5.从腹泻起病合并休克的病例中提升急诊临床思维能力。

　　6.培养学生自主学习的意识和能力、医患沟通能力及团队合作能力。

【教师案例指引方案】

　　3~8名住培学生组成学习小组，分三次教学活动完成本轮 PBL 教学。部分病例资料提前一周分享给学习小组，学生提前学习相关知识，组长提前对学习任务做好分工。课堂中，将病例资料分步提供给学生，教师隐藏病例线索并在恰当的时机提供病例线索。根据教学目标预设问题，学生自己提出、讨论及解决问题。当学生提出来的问题偏离了教学目标时，教师根据预设问题进行引导。课堂中，教师不提供任何问题的答案，由学习小组课后自主学习并在下次课堂汇报。

【课堂内时间安排】

　　1.一次课程时间：120 分钟。

　　2.教师介绍时间：5 分钟。

　　3.学生讨论时间：90 分钟。

　　4.学生总结时间：15 分钟。

　　5.教师总结与讲评时间：10 分钟。

◆ 第一幕　吃个外卖狂腹泻 ─────────────◇◇

22 岁的小何是一名在校大学生，五一假期购买了盐焗鸡外卖，可是次日却出现了频繁地呕吐、腹泻，以至于浑身乏力。

你是急诊科抢救室的白班值班医生，5 月 2 日 14：00 左右，小何来到分诊台，自称昨晚吃了一份盐焗鸡外卖，今天早上开始呕吐 2 次、腹泻 5 次，自感全身乏力不适、头晕，在校医院予以输液、抗生素等治疗，症状未见好转。

在急诊科分诊台测量生命体征：T 37.9 ℃，P 121 次/min，R 30 次/min，BP 81/45 mmHg，SPO₂ 99%。入急诊科抢救室进一步治疗。（以上资料可以提前一周发给学习小组）

教师指引学生讨论的问题

1. 提炼主诉与现病史。
2. 简述目前存在的问题与疾病的病理生理机制。
(1) 腹泻的病理生理机制。
(2) 休克的病理生理机制。
(3) 发热的病理生理机制。
3. 简述该患者的腹泻类型。
4. 简述下一步需要补充的病史、重点部位体格检查及重点的检验检查。
提出需要补充的病史、重点部位体格检查及重点的检验检查后，提供如下资料：
小何，男，22 岁，未婚，在校大学生，5 月 2 日 14：00 就诊于急诊科。

主诉：呕吐腹泻 1 天。

现病史：患者于 5 月 1 日晚餐食用了盐焗鸡外卖以后，5 月 2 日早晨开始出现呕吐 2 次，均为水样胃内容物，后出现腹泻 5 次，为水样便，无黏液，无出血。在校医院予以输液、抗生素等治疗，症状未见好转，遂入急诊科。

既往史：身体健康。

一般检查：T 37.9 ℃，P 121 次/min，R 30 次/min，BP 81/45 mmHg，SPO₂ 99%。神志清楚，双肺未闻及干湿啰音，心率 121 次/min，律齐，腹部稍膨隆，双下腹部有压痛，反跳痛阴性。肠鸣音亢进。

5. 总结本例患者的病例特点。
6. 简述目前考虑的诊断及鉴别诊断。
7. 简述下一步需要完善的检验检查。

本幕结局与转归：经积极补液、抗感染、止泻等治疗后，患者腹泻症状缓解，仍有间断发热。

本幕小结

给出基本病例资料，引导学生总结病例特点，得出初步诊断，评估病情危重程度，拟定下一步的诊治措施。在整个过程中，要求学生掌握腹泻、休克的急诊处理方案、危重患者的评估方案，熟悉发热、腹泻、休克的病理生理机制。

◆ 第二幕　"拉到休克"

入急诊科后完善抽血检查，主要结果如下：

血常规：WBC 15×10⁹/L，Hb 126 g/L，中性粒细胞绝对值 12.69 ×10⁹/L，中性粒细胞百分比84.6%，PLT 121 ×10⁹/L。

生化：ALB、胆红素、ALT、AST 正常；血糖、血淀粉酶正常；Cr 122 μmol/L，BUA 482.8 μmol/L。

炎症指标：PCT 0.76 ng/mL。

 教师指引学生讨论的问题

1. 判读检验检查结果。
2. 简述该患者可能的诊断、紧急处理方案，并作出病情判断。
3. 患者是否存在休克？ 如果是，分析休克的类型。
4. 如何补液？
5. 修正诊断。
6. 针对腹泻的病因，需要完善哪些检验检查？
7. 下一步的处理方案是什么？

本幕结局与转归：患者仍间断有腹泻，血压大致正常，继续予以抗生素、补液、止泻等处理。

 本幕小结

给出主要的异常检查结果，掌握检验检查结果的判读，分析患者是否存在休克，要求学生掌握休克的类型、休克的补液原则。根据检验检查结果进行下一步的修正诊断及进一步的处理，培养学生发散性的临床思维能力。引导学生思考腹泻的病因、需要完善哪些检查化验。

◆ 第三幕　揪出"真凶"

补充病史：同寝室的另一个大学生小吴当时也一起进食了该盐焗鸡，今晨也有呕吐、腹泻的症状，但症状较轻。

补充检验：

人轮状病毒抗原测定：阴性。

大便需厌氧菌群调查：未检出沙门菌属和志贺菌属，肠球菌5%，无念珠菌生长，非致病性肠杆菌 95%。

霍乱弧菌血清型快速检测：霍乱 O1 群阴性，霍乱 O139 群阴性。

大便副溶血性弧菌培养及鉴定：未检出大便副溶血性弧菌。

大便霍乱弧菌培养及鉴定：无霍乱弧菌生长。

大便致病性大肠埃希菌(O157)筛查：未检出大肠埃希菌(O157)。

大便直接涂片革兰氏染色镜检：细菌菌量正常，其中革兰氏阳性球菌 30%，革兰氏阴性杆菌 50%，革兰氏阳性杆菌 20%，真菌孢子偶见(<1 个/OIF)。

教师指引学生讨论的问题

1. 总结病例特点。
2. 简述感染性腹泻的病因与机制。
3. 简述可能的诊断与鉴别诊断。
4. 简述下一步需要完善的检验检查。
5. 下一步的处理方案是什么？

本幕结局与转归：经过输液、抗菌、止泻等治疗后，患者呕吐、腹泻症状缓解，浑身乏力缓解，出院。

本幕小结

根据本次提供的关于感染性腹泻的一系列检验结果，引导学生再次总结病例特点，得出诊断，拟定下一步诊治方案。教学过程中，带领学生掌握感染性腹泻的定义、急诊处理方案、鉴别诊断，熟悉感染性腹泻的实验室检查。

课程思政

2016 年，审议通过"健康中国 2030"规划纲要会议指出：推进健康中国建设，要坚持预防为主，推行健康文明的生活方式，营造绿色安全的健康环境，减少疾病发生。长期过量饮酒会给健康带来多方面的损害。酒精对肝脏有直接的毒性作用，干扰脂类、糖类和蛋白质等营养物质的正常代谢，同时也影响肝脏的正常解毒功能。长期过量饮酒与脂肪肝、肝静脉周围纤维化、酒精性肝炎及肝硬化之间密切相关，肝硬化死亡中有 40% 由酒精中毒引起。作为一名医生，除了治疗疾病，更重要的任务是预防疾病。因此，在平时的工作中，医务人员应做好科普宣教工作，预防疾病发生。

（宋延民）

第六章

血液系统急危重症

第一节　难解的血小板减少之谜

【学习目标】

1. 了解血小板减少相关疾病谱的构建。
2. 掌握生理状态下止血途径。
3. 熟悉出血的病理生理机制。
4. 掌握血栓性血小板减少的诊断及鉴别诊断。
5. 掌握输血小板的适应证及禁忌证。
6. 掌握危重孕产妇的管理流程。

【教师案例指引方案】

　　4~6 名住培学生组成学习小组，分三次教学活动完成本轮 PBL 教学。部分病例资料提前一周分享给学习小组，学生提前学习相关知识，组长提前对学习任务做好分工。课堂中，将病例资料分步提供给学生，教师隐藏病例线索并在恰当的时机提供病例线索。根据教学目标预设问题，学生自己提出、讨论及解决问题。当学生提出来的问题偏离了教学目标时，教师根据预设问题进行引导。课堂中，教师不提供任何问题的答案，由学习小组课后自主学习并在下次课堂汇报。

【课堂内时间安排】

1. 一次课程时间：120 分钟。
2. 教师介绍时间：8 分钟。
3. 学生讨论时间：85 分钟。

4. 学生总结时间：17 分钟。

5. 教师总结与讲评时间：10 分钟。

◆ 第一幕　意外不期而至

25 岁的莎莎是一名都市白领丽人，在某公司从事会计工作，怀孕 7 个多月，这 1 周以来莎莎突然发现自己的小便颜色呈淡红色，最近 2 天刷牙时发现牙龈少量出血，没有其他不适症状。今天莎莎像往常一样到社区医院做产检，抽血查血常规：PLT $14×10^9$/L，Hb 91 g/L；尿常规：尿胆原（+），尿蛋白（++），隐血（++）。于是立马来中南大学湘雅医院急诊科就诊，急诊科将患者送至产科住院。

你是重症医学科的值班医生，这天莎莎从产科转入，自称突然出现小便及牙龈出血，血常规提示血小板显著减少，贫血。急诊科及产科医生已经予以促进胎儿肺脏发育、保护胎儿脑神经、改善血小板减少等对症处理。（以上资料可以提前一周发给学习小组）

🔍 教师指引学生讨论的问题

1. 提炼病例要点。

2. 简述出血的病理生理机制及生理止血过程。

3. 分析该患者血小板减少的可能原因。

4. 简述下一步需要补充的病史、重点部位体格检查及重点的检验检查。

提出需要补充的病史、重点部位体格检查及重点的检验检查后，提供如下资料：

莎莎，女，25 岁，已婚，某公司会计，2022 年 8 月 24 日由产科转入 ICU。

主诉：停经 7^+ 月，发现血尿 1 周。

现病史：患者既往月经规律，末次月经时间为 2022 年 1 月 15 日，此次为自然妊娠。停经 30 天时测尿妊免试验阳性，停经 1 个月开始出现恶心等早孕反应，持续至停经 3 个月自行消失，孕早期无毒物、宠物及放射性物质接触史，停经 4 个多月自觉胎动，活跃持续至今，腹部随停经月份逐渐增大。7 月 24 日因有流涕、咽痛不适，自行口服蒲地蓝口服液后症状缓解（具体剂量不详），其间未行产检。自诉近 1 周以来小便颜色呈淡红色，量约 1000 mL/d，近 2 天刷牙时发现牙龈少量出血，亦未就诊。患者无发热、恶心、呕吐、呕血、黑便、腹痛、阴道流血、流液等不适，无头晕、头痛、眼花、胸闷、心悸、气促等症状，自觉胎动正常。今天至社区医院产检，查血常规：PLT $14×10^9$/L，Hb 91 g/L；尿常规：尿胆原（+），尿蛋白（++），隐血（++）。遂至中南大学湘雅医院急诊科就诊。

既往史：平素身体健康，否认高血压病、心脏病、糖尿病、肾病、血液系统疾病等疾病史，否认肝炎、结核、艾滋病等传染病病史，否认手术史，否认外伤史，否认血制品输注史，否认药物及食物过敏史，无长期服药史，预防接种史不详。

一般检查：T 36.6 ℃，P 88 次/min，R 18 次/min，BP 122/80 mmHg，身高 162 cm，体重 67 kg，BMI 25.52 kg/m²，发育正常，营养良好，神志清楚，自主体位。皮肤黏膜色泽稍苍白，皮肤湿度正常，皮肤弹性正常，无肝掌，无蜘蛛痣。右肘关节静脉抽血处可见两处瘀斑，臀部注射点处可见瘀斑，胸前心电图电极片处可见几处圆形瘀斑，腹部、臀部、双上肢散在出血点及瘀斑，口腔内右侧颊部可见 3 cm×1.5 cm 口腔溃疡，附暗红色血痂，无皮下结节或肿块，毛发分布正常。全身浅表淋巴结无肿大，头颅无畸形，眼睑正常，结膜正常，巩膜无黄染。双侧瞳孔等大等圆，左侧 3 mm，右侧 3 mm，双侧对光反射灵敏。双肺呼吸运动度一致，肋间隙正常，双侧胸廓扩张度对称，双肺叩诊清音，双肺呼吸音清晰，未闻及异常呼吸音及粗湿啰音。心前区无异常隆起，未见异常搏动，心尖搏动位于左侧第 5 肋间锁骨中线内 1 cm，触诊心尖搏动正常，未触及震颤及心包摩擦感。心律齐，各瓣膜区听诊未闻及病理性杂音及心包摩擦音。腹膨隆，全腹无压痛及反跳痛，肠鸣音正常，约 4 次/min，四肢活动自如，肌力及肌张力正常，病理征阴性。

专科检查：双乳丰，乳头凸，腹部隆起如相应孕月大小，宫高 28 cm，腹围 87 cm，胎方位 ROA，头先露，未入盆，胎心 146 次/min，未扪及宫缩，未行内诊。

辅助检查：孕期于医院规律产前检查，基础血压正常。血常规、凝血功能、肝肾功能、甲状腺功能、血糖正常。孕期行早期唐氏筛查示低风险，中期唐氏筛查及 NT（颈项透明带检查）正常，无创 DNA 示低风险，未行产前诊断。孕中期 OGTT（糖耐量实验）正常。6 月 26 日常规于湖南妇女儿童医院产检，B 超：宫内妊娠 23 周 1 天，单活胎，胎儿超声估测 BPD（双顶径）、HC（头围）约 21$^+$ 周，胎儿偏小，至今未予特殊诊治。7 月 10 日完善血常规提示 Hb 105 g/L、PLT 186×10^9/L。

5. 总结患者的病例特点。

6. 简述目前的诊断及鉴别诊断。

7. 输注血小板的指征是什么？

8. 简述下一步需要完善的检验检查。

9. 患者为妊娠期女性，目前正处于孕 31 周，治疗上需特别注意兼顾哪些方面？

本幕结局与转归：经积极促胎肺成熟，人免疫球蛋白 20 g 静滴减少血小板破坏、升血小板治疗等对症处理，产妇血小板未见明显上升。

🔑 **本幕小结**

给出基本病例资料，引导学生总结病例特点，得出初步诊断，评估病情危重程度，拟定下一步的诊治措施。在整个过程中，要求学生掌握血小板减少的疾病谱及其鉴别方法，在接诊特殊人群时，注意整体兼顾个体，在医疗过程中将医学与社会学结合；熟悉出血的病理生理机制。

◆ **第二幕　屋漏偏逢连夜雨** ◇◆◇

经上述对症处理，患者皮下瘀斑仍未见明显改善，仍可见红色血尿，晨起刷牙时口腔黏膜出血不止。

实验室检查：

入院当日：血常规示 WBC 6.1×10^9/L，RBC 2.8×10^{12}/L，Hb 80 g/L，PLT 8×10^9/L，网

织红细胞计数 106×10^{12}/L，网织红细胞比例 3.17%。

外周血涂片破碎红细胞计数：1.7%。

尿液沉渣分析+尿液分析：潜血（+++），白细胞酯酶（+），蛋白质（+），余正常。

生化：肝功能示总蛋白 70 g/L，ALB 41 g/L，球蛋白 30 g/l，TBIL 37.5 μmol/L，DBIL 8.8 μmol/L，间接胆红素 28.7 μmol/L，ALT 45.4 U/L，AST 29.6 U/L；心肌酶示 LDH 877 U/L，CK 43 U/L，CK-MB 16.9 U/L，Mb 15.3 U/L。肾功能、电解质正常。

凝血功能：正常

隔日复查相关指标。

血常规：WBC 7.9×10^9/L，RBC 2.5×10^{12}/L，Hb 70 g/L，PLT 9×10^9/L，余正常。

尿液分析：潜血（+++），白细胞酯酶（+），蛋白质（++），尿胆原呈弱阳性，余正常。

生化：肝功能示总蛋白 68 g/L，ALB 40 g/L，球蛋白 29 g/L，TBIL 58 μmol/L，DBIL 12 μmol/L，间接胆红素 46 μmol/L，ALT 46.9 U/L，AST 68.5 U/L；心肌酶示 LDH 954 U/L，CK 154 U/L，CK-MB 160 U/L，Mb 24.9 U/L；肾功能、电解质正常。

凝血功能：正常。

狼疮全套：抗核抗体 1∶160（颗粒型）。抗核抗体谱测定：抗 SSA 阳性，抗 Ro-52 抗体阳性。抗人球蛋白实验阴性。抗 C1q 抗体、狼疮抗凝物、抗心磷脂抗体、抗 β2-糖蛋白 1 抗体 IgM+IgG、免疫全套、血小板 HPA 和 HLA 抗体、血管炎三项定量+抗中性粒细胞胞浆抗体正常。

炎症指标：ESR 69.0 mm/h；CRP 正常。

甲功三项和甲状腺球蛋白抗体、甲状腺过氧化物酶抗体+ 促甲状腺素受体抗体：正常。

血小板聚集功能：AA 诱导聚集率 15%。

教师指引学生讨论的问题

1. 判读检验检查结果。
2. 简述该患者目前血小板减少可能的诊断及诱因，患者目前的病情判断及后续治疗方案。
3. 简述高危产妇胎儿未足月需提前分娩时的注意事项。
4. 简述目前考虑的诊断。
5. 该产妇可以考虑输注血小板吗？
6. 下一步的处理方案是什么？

本幕结局与转归：予以血浆置换后剖出一活胎，血小板未见上升。

本幕小结

给出主要的异常检查结果，引导学生进一步讨论分析患者血小板减少的原因。在整个过程中，要求学生掌握检验检查结果的判读，根据目前检查结果用发散思维思考血小板减少的可能原因，构建血小板减少查因的诊断思维树。同时，对于合并有妊娠的青年孕妇，引导学生加强对高危产妇的关注度及重视度，了解相关并发症。

◆ 第三幕　拨云见日终有时 ◇◇◇

产妇生产后不明原因反复出现 38 ℃ 以上发热，并出现意识障碍，躁动不安，头痛及胸痛，伴右侧肢体活动障碍，小便量较前明显减少，约 400 mL/d，色深红。

体格检查提示患者全身多发散在瘀点、瘀斑较前明显加重，颈抗阴性，双侧瞳孔直径约 4 mm，对光反射迟钝，右侧肢体肌力下降，约 3 级，肌张力升高。双侧巴氏征可疑阳性。

复查血常规、肝肾功能、心肌酶，并进一步完善相关检查，相关异常结果：

血常规：WBC $9.7×10^9$/L，RBC $1.92×10^{12}$/L，Hb 65 g/L，PLT $5×10^9$/L。

尿液分析：潜血（+++），白细胞酯酶（+），蛋白质（+++），酮体（+++），尿胆原（++）。

生化：肝功能示总蛋白 50 g/L，ALB 24 g/L，球蛋白 26 g/l，TBIL 112 μmol/L，DBIL 15 μmol/L，间接胆红素 97 μmol/L，ALT 59 U/L，AST 79 U/L；心肌酶示 LDH 1122 U/L，CK 245 U/L，CK-MB 230 U/L，Mb 39 U/L；肾功能示 Cr 115 μmol/L，BUN 26 mg/dL，BUA 335 μmol/L。

血管性血友病因子裂解酶（ADAMTS-13）活性检测：<1%；ADAMTS-13 抑制物滴度：1.36 BU。

头部 CT：右侧额颞叶脑出血。

本幕结局：积极予以血浆置换、激素冲击、免疫抑制剂等对症支持治疗，患者出血及皮肤瘀斑情况改善，血小板上升至 $50×10^9$/L。患者一般情况好转出院。

🔎 教师指引学生讨论的问题

1. 总结病例特点。
2. 简述患者神志改变的病因与机制。
3. 该患者目前考虑血小板减少的原因是什么？
4. 简述血小板减少的相关鉴别诊断。
5. 正常生理情况下出/凝血的病理生理机制是什么？
6. 目前关于血栓性血小板减少的治疗原则是什么？
7. 输注血小板的适应证和禁忌证是什么？
8. 孕产妇在一般患者人群中具有特殊社会地位，在针对孕产妇所患疾病的治疗中，要同时注意治疗对母体及胎儿双方的影响，在医患沟通中应注意哪些要点？

🔎 本幕小结

根据患者病情演变及新出现的体征及临床症状，引导学生再次总结病例特点，得出诊断，拟定下一步诊治方案。通过对该病例的复盘教学，带领学生掌握血栓性血小板减少的诊断、治疗及相关并发症的处理，要求学生使用辩证、统一的思维看待疾病，认识疾病本身与患方家庭及医疗背后的社会学影响。

（黄　立）

第二节　反复乏力何时休

【学习目标】

1. 掌握贫血的临床表现及严重程度分级。
2. 掌握黄疸的病理生理机制。
3. 掌握溶血性贫血的病理生理机制。
4. 掌握溶血性贫血的诊断及鉴别诊断。
5. 掌握溶血性贫血的治疗原则及紧急处理方案。
6. 培养学生自主学习的意识和能力、医患沟通能力及团队合作能力。

【教师案例指引方案】

3~8 名住培学生组成学习小组，分三次教学活动完成本轮 PBL 教学。部分病例资料提前一周分享给学习小组，学生提前学习相关知识，组长提前对学习任务做好分工。课堂中，将病例资料分步提供给学生，教师隐藏病例线索并在恰当的时机提供病例线索。根据教学目标预设问题，学生自己提出、讨论及解决问题。当学生提出来的问题偏离了教学目标时，教师根据预设问题进行引导。课堂中，教师不提供任何问题的答案，由学习小组课后自主学习并在下次课堂汇报。

【课堂内时间安排】

1. 一次课程时间：120 分钟。
2. 教师介绍时间：5 分钟。
3. 学生讨论时间：90 分钟。
4. 学生总结时间：15 分钟。
5. 教师总结与讲评时间：10 分钟。

◆　第一幕　突如其来的乏力发热

小刘今年 24 岁，是一名幼儿园老师，10 天前觉乏力、头晕，活动后明显，以为是来例假的缘故，自行购买驴胶补血冲剂口服。但发现乏力、头晕症状愈发加重，嗜睡，1 天前觉走路无力，测量体温 38.3 ℃，伴有咳嗽，以为感冒，自行服用布洛芬退热后未再发热，无腹痛、腹泻等不适，小刘妈妈察觉小刘脸色很差，至社区医院检查发现血常规 Hb 57 g/L，白细胞及血小板正常，医生建议小刘赶紧去上级医院治疗。

你是急诊科留观室值班医生，接诊了该患者，检查生命体征：T 36.3 ℃，P 96 次/min，R 22 次/min，BP 105/60 mmHg。小刘反复强调自己就是贫血，因为工作还在试用期，输血完毕后就马上需要回去上班。（以上资料可以提前一周发给学习小组）

教师指引学生讨论的问题

1. 简述下一步需要补充的病史、重点部位体格检查及重点的检验检查。

2. 贫血的临床表现有哪些？如何进行严重程度分级？

3. 贫血的原因分析。

提出需要补充的病史、重点部位体格检查及重点的检验检查后，提供如下资料：

小刘，女，24岁，未婚，幼师，2022年9月8日15：00就诊于急诊科。

主诉：乏力头晕10天，加重伴发热1天。

现病史：患者于8月28日觉四肢无力，活动后明显，但活动自如，伴头晕，无视物旋转、无头痛。乏力渐渐加重，未至医院检查，驴胶补血冲剂1次1包，1天3次，共服用5天，症状无缓解，9月7日晨起觉发热，无寒战，自测体温38.3 ℃，服用布洛芬10 mL后体温降至正常，后一直无发热，有咳嗽，为干咳，无咳痰、腹痛、呕吐、腹泻等不适，无尿频、尿痛等表现，无关节疼痛，无皮疹。起病以来，精神差，食欲较差，大便正常，小便近2天色黄，深至茶色。近期体重无下降。

既往史：体健。2022年7月体检结果正常，无贫血，无输血史。

月经史：13岁初潮，7天/30天，末次月经时间为8月25日，持续7天，月经量较多。

一般检查：T 36.3 ℃，P 96 次/min，R 22 次/min，BP 105/60 mmHg，SPO_2 98%。神志清楚，贫血貌，巩膜黄染，浅表淋巴结未扪及肿大，双肺未闻及干湿啰音，心率96 次/min，律齐，腹软，无压痛及反跳痛。肠鸣音正常，双下肢无水肿。

入院后立即查血常规：WBC $22.6×10^9$/L，RBC $1.1×10^{12}$/L，Hb 46 g/L，PLT $466×10^9$/L，中性粒细胞百分比69.4%，MCV 122.7 fl，MCHC 341 g/L，MCH 41.8 pg，网织红细胞百分比24.76%，网织红细胞计数 $272.4×10^9$/L。

尿常规：颜色呈黄色，潜血(+)，尿蛋白(-)，白细胞酯酶(-)，胆红素(-)，尿胆原(-)。

生化：总蛋白 62.9 g/L，ALB 43.9 g/L，TBIL 95.3 μmol/L，DBIL 26.8 μmol/L，ALT 10.4 U/L，AST 35 U/L；肾功能正常，血糖、血脂正常；LDH 619 U/L，CK、CK-MB、Mb 正常；电解质正常。

肺部及腹部CT：①左肺下叶前内基底段近叶间裂处实性结节，性质待定，炎性结节可能，建议3~6个月后复查。右肺下叶前基底段微小结节：良性结节。②局部心包少量积液。③肝右叶稍低密度灶，性质待定。④脾大，原因待查。

4. 简述黄疸的病理生理机制。

5. 该患者最主要的贫血原因是什么？

6. 需要进行哪些紧急处理？是否可输血治疗？

本幕结局与转归：完善贫血相关检查，等待结果，未输血治疗，嘱患者绝对卧床休息，减少活动，患者生命体征平稳，但诉头晕乏力明显，无发热，并出现轻微活动后气促明显。

本幕小结

给出基本病例资料，引导学生根据基本资料进行进一步的病史询问及重点体格检查，结合基本检验检查结果，得出溶血性贫血的初步诊断，总结病例特点，探讨下一步最重要的诊治措施，讨论输血的指征。在整个过程中，要求学生掌握贫血的分型及分级、贫血对机体的影响、黄疸的病理生理机制，掌握溶血的诊断依据及诊断溶血性贫血需要完善的实验室检查。

◆ 第二幕　突发意外又见曙光

患者第二天早上上厕所时突发晕厥，患者家属查看患者意识丧失，全身冷汗，面色苍白，大动脉搏动存在，测量生命体征：T 35.8 ℃，P 113 次/min，R 15 次/min，BP 94/56 mmHg，SPO$_2$ 98%。神志浅昏迷，瞳孔 3.5 mm，对光反射迟钝，约 2 分钟后患者神志转清，诉极度乏力，不能回忆晕厥过程，双肺未闻及干湿啰音，心率 113 次/min，律齐，腹软，无压痛及反跳痛。肠鸣音正常，四肢肌力、肌张力正常，病理征阴性。

教师指引学生讨论的问题

1. 简述晕厥的病因。分析该患者晕厥的原因。
2. 患者突发意识障碍，作为急诊医生需要进行哪些评估及处理？

患者晕厥时解出大便结果回报：大便常规正常，单克隆隐血试验弱阳性。

急查血常规：WBC 25.7×10^9/L，RBC 0.95×10^{12}/L，Hb 42 g/L，PLT 482×10^9/L，中性粒细胞百分比 53.2%，MCV 126.3 fl，MCHC 350 g/L，MCH 44.2 pg，网织红细胞百分比 17.4%，网织红细胞计数 161.9×10^9/L。

床旁快速血糖：7.6 mmol/L。

血型 O 型，Rh(D)型阳性。

抗人球蛋白试验：抗 IgG 阴性，多抗(IgG+C3) 阳性(++)，间接抗球蛋白实验阳性，抗 C3 阴性。

营养性贫血分析：未饱和铁结合力 9.3 μmol/L，转铁蛋白饱和度 86.18%，红细胞内叶酸 211.40 μg/L，血清维生素 B$_{12}$ 440.20 pg/mL，血清叶酸 >24.00 ng/mL，转铁蛋白 2.10 g/L，血清铁 58.50 μmol/L，总铁结合力 67.80 μmol/L，血清铁蛋白 846.50 ng/mL。

风湿全套、免疫全套、狼疮全套、ANA 谱、抗中性粒细胞胞浆抗体均为阴性。

EB 病毒、巨细胞病毒 DNA 阴性；输血前四项阴性；病毒全套(柯萨奇病毒抗体 IgM、EB 病毒抗体 IgM、单纯疱疹病毒 1 型抗体 IgM、呼吸道合胞病毒抗体 IgM、巨细胞病毒抗体 IgM、腺病毒抗体 IgM)均为阴性。

肿瘤标志物未见异常。

3. 分析溶血性贫血的血常规参数。

4. 简述溶血性贫血的病因和发病机制。

5. 抗人球蛋白试验及营养性贫血检验结果分析。

6. 目前的诊断及鉴别诊断，为了进一步明确病因，还需要完善哪些方面的检查。

7. 下一步的处理方案是什么？

患者转入监护室行吸氧，心电监护，建立静脉通路，补液、地塞米松 10 mg 静滴，患者心率逐渐减慢，血压上升，小便量正常，颜色为深黄色，行骨髓穿刺检查，当天下午行半全血置换治疗，行半全血置换后患者觉乏力头晕明显好转，查血红蛋白上升至 68 g/L，红细胞计数上升至 2.13×10^{12}/L，MCV 97.2 fl，MCHC 329 g/L，MCH 31.9 pg，网织红细胞百分比 17.4%，网织红细胞计数 161.9×10^9/L。两天后（9 月 11 日）血红蛋白上升至 75 g/L，WBC 23.6×10^9/L，中性粒细胞百分比 72.8%，PLT 397×10^9/L。继续地塞米松 10 mg/d 治疗，并抗感染处理，患者 Hb 70～75 g/L。9 月 15 日复查抗人球蛋白试验：多抗（IgG+C3）阳性（++），间接抗球蛋白试验阴性，抗 IgG 阴性，抗 C3 阴性。

8. 简述激素治疗溶血性贫血的机制及用药方案。

9. 简述半全血置换的指征及作用持续时间。

本幕结局与转归：患者头晕、乏力症状明显好转，血红蛋白明显上升，生命体征平稳，无气促、呼吸困难等不适，转出监护室治疗。

🔑 **本幕小结**

给出主要的异常检验检查结果，引导学生对检验检查结果进行分析，得出正确的诊断。在整个过程中，要求学生掌握突发意识障碍患者的急救流程，掌握溶血性贫血的一线治疗方案。掌握检验检查结果的判读，提高处理紧急突发状况的能力，并掌握溶血性贫血的治疗原则。

◆ **第三幕　柳暗花明又一村** ◇◇

患者 9 月 16 日再次出现乏力，无发热、咳嗽、咳痰等不适，无腹痛、腹泻，无脱发，无关节疼痛等不适，四肢活动正常，补充体格检查未检查出新的阳性体征，治疗上地塞米松 10 mg/d 治疗，再次复查血常规发现血红蛋白再次下降至 65 g/L，并逐渐下降，血常规变化见表 6-2-1。

表 6-2-1　患者血常规检验结果

日期	WBC/ ($10^9 \cdot L^{-1}$)	RBC/ ($10^{12} \cdot L^{-1}$)	Hb/ ($g \cdot L^{-1}$)	PLT/ ($10^9 \cdot L^{-1}$)	中性粒细胞百分比/%	MCV/fl	MCH/pg	MCHC/ ($g \cdot L^{-1}$)
9 月 16 日	21.6	1.55	65	418	75.3	126.5	41.9	332
9 月 17 日	16.7	1.35	59	393	60.7	127.4	43.7	343

续表6-2-1

日期	WBC/ ($10^9 \cdot L^{-1}$)	RBC/ ($10^{12} \cdot L^{-1}$)	Hb/ ($g \cdot L^{-1}$)	PLT/ ($10^9 \cdot L^{-1}$)	中性粒细胞 百分比/%	MCV/fl	MCH/pg	MCHC/ ($g \cdot L^{-1}$)
9 月 19 日	19.7	1.18	53	398	75.4	135.6	44.9	331
9 月 20 日	18.8	1.26	56	429	71.2	132.5	44.4	335

9 月 20 日复查肝功能：总蛋白 54 g/L，ALB 38.4 g/L，TBIL 36.6 μmol/L，DBIL 10 μmol/L，ALT 59.5 U/L，AST 52.1 U/L。9 月 20 日再次复查抗人球蛋白试验：多抗(IgG+C3)阳性(+)，间接抗球蛋白试验呈弱阳性，抗 IgG 阳性(+)，抗 C3 阴性。

教师指引学生讨论的问题

1. 分析患者血红蛋白再次下降的原因。

2. 还需要进一步完善哪些检查？

患者乏力明显，精神食欲较差，无发热、咳嗽、咳痰、腹痛等感染症状，小便黄，茶色。体查生命体征平稳，贫血貌，皮肤巩膜黄染。

骨髓穿刺结果回报：骨髓细胞学检测结果示增生明显活跃，原始幼稚细胞未见增高，考虑溶血性贫血。血细胞形态：白细胞分布增高，分类可见中、晚幼粒。成熟红细胞大小不均，易见嗜多色红细胞及球形红细胞，球形红细胞占70%，可见晚幼红细胞，血小板成堆分布。骨髓穿刺白血病流式细胞检测、FISH(MDS)及染色体核型分析未见异常。

复查肺部 CT：①左肺下叶前内基底段近叶间裂处实性结节同前，性质待定，炎性结节可能，建议 6 个月后复查。右肺下叶前基底段微小结节同前：良性结节。②局部心包少量积液同前。③心室腔内密度低于室间隔密度，考虑贫血可能。

浅表淋巴结：双侧颈部、锁骨上窝、锁骨下窝、腋窝及腹股沟区未见明显异常肿大淋巴结及肿块声像。

甲状腺超声及甲状腺功能未见异常。

腹部超声：肝胆胰腺未见异常，腹腔淋巴结未见异常，脾大，脾脏厚 54 mm，肋缘下恰好可触及，脾脏形态饱满，实质回声中等。

3. 总结病例特点。

4. 下一步如何调整药物？

从 9 月 21 日开始激素改为泼尼松 60 mg/d，同时患者丙种球蛋白 20 g/L 静脉注射连续 5 天，患者诉乏力稍有好转，但不明显，皮肤巩膜仍黄染明显，血常规、肝功能、乳酸脱氢酶变化见表 6-2-2 及表 6-2-3。

表 6-2-2 患者血常规检验结果 1

日期	WBC/ $(10^9 \cdot L^{-1})$	RBC/ $(10^{12} \cdot L^{-1})$	Hb/ $(g \cdot L^{-1})$	PLT/ $(10^9 \cdot L^{-1})$	中性粒 细胞百 分比/%	MCV/fl	MCH/ pg	MCHC/ $(g \cdot L^{-1})$	网织红 细胞百 分比/%	网织 红细胞 /$(10^9 \cdot L^{-1})$
9月21日	22.9	1.34	62	466	78.3	138.5	46.3	341	29.38	393.7
9月22日	21.2	1.22	56	483	73.5	143.8	45.5	316.6	—	—
9月23日	21.6	1.21	58	431	75.8	144.6	47.9	333.0	47.56	583.24
9月24日	19.5	1.27	62	426	73.6	146.5	48.8	333.0	—	—
9月26日	19.2	1.44	68	436	77.6	139.9	46.9	335.4	—	—
9月28日	17.3	1.49	67	352	73.9	138.2	44.9	325.1	23.05	342.6

表 6-2-3 患者肝功能、乳酸脱氢酶检验结果

日期	总蛋白 /$(g \cdot L^{-1})$	ALB/ $(g \cdot L^{-1})$	TBIL/ $(\mu mol \cdot L^{-1})$	DBIL/ $(\mu mol \cdot L^{-1})$	ALT/ $(U \cdot L^{-1})$	AST/ $(U \cdot L^{-1})$	LDH/ $(U \cdot L^{-1})$
9月22日	52.4	37.2	70.6	17.0	40.6	36.2	695.0
9月24日	64.1	40.7	83.3	17.7	43.8	36.0	755.3
9月26日	73.8	39.8	59.4	15.1	33.8	34.9	732.3

5.简述血红蛋白代谢的途径。

6.患者是否达到出院标准？如果未达到,下一步可考虑哪些治疗方案？

患者使用激素联合丙种球蛋白治疗后,乏力较前有所好转,无呼吸困难,无发热及咳嗽、咳痰等不适,无腹痛、尿频、尿痛等不适,但尿色仍为茶色,尿常规尿胆原(+++),尿胆红素阴性,大便常规及隐血阴性。结核检测相关指标阴性。多次检查降钙素原阴性。激素逐渐减量,泼尼松9月29日改为30 mg/d,后逐渐减量,9月28日改用环孢素口服联合利妥昔单抗治疗,利妥昔单抗治疗4周。血常规、肝功能及乳酸脱氢酶复查结果见表6-2-4及表6-2-5,抗人球蛋白试验结果变化见表6-2-6。

表 6-2-4 患者血常规检验结果 2

日期	WBC/ $(10^9 \cdot L^{-1})$	RBC/ $(10^{12} \cdot L^{-1})$	Hb/ $(g \cdot L^{-1})$	PLT/ $(10^9 \cdot L^{-1})$	中性粒 细胞百 分比/%	MCV/fl	MCH/pg	MCHC/ $(g \cdot L^{-1})$	网织红 细胞百 分比/%	网织 红细胞 /$(10^9 \cdot L^{-1})$
9月29日	16.8	1.6	73	358	85.9	136.1	45.5	334.7	—	—
9月30日	15.7	1.74	77	336	75.3	135.4	44.1	325.3	23.88	424.95
10月1日	12.8	1.64	72	298	67	133.1	43.8	329.1	—	—
10月3日	12.9	1.83	79	321	61.9	130.3	43.1	331.1	21.20	388.42

续表6-2-4

日期	WBC/ ($10^9 \cdot L^{-1}$)	RBC/ ($10^{12} \cdot L^{-1}$)	Hb/ ($g \cdot L^{-1}$)	PLT/ ($10^9 \cdot L^{-1}$)	中性粒 细胞百 分比/%	MCV/fl	MCH/pg	MCHC/ ($g \cdot L^{-1}$)	网织红 细胞百 分比/%	网织 红细胞 /($10^9 \cdot L^{-1}$)
10月5日	13.8	2.8	88	372	67.5	127.6	44.2	346.5	—	—
10月7日	11.9	2.02	87	386	65.8	125.0	43.0	343.7	16.55	334.30
10月9日	9.6	2.04	87	396	64.7	120.7	42.8	354.7	—	—
10月11日	8.8	2.32	95	430	55.8	117.7	41.1	349	12.08	279.72
10月13日	10.3	2.44	100	496	74.5	116.6	40.9	350.8	11.30	275.40
10月15日	9.6	2.46	98	424	60.5	115.3	39.8	345.3	10.07	247.36
10月17日	9.9	2.65	106	440	62.5	113.3	40.0	353.4	10.22	270.52
10月18日	9.2	2.68	106	410	56.5	113.9	39.4	346.1	—	—
10月20日	12.7	2.87	109	484	79.5	111.4	38.1	342.2	7.05	201.98

表 6-2-5　患者肝功能、乳酸脱氢酶检验结果

日期	总蛋白 /($g \cdot L^{-1}$)	ALB/ ($g \cdot L^{-1}$)	TBIL/ ($\mu mol \cdot L^{-1}$)	DBIL/ ($\mu mol \cdot L^{-1}$)	ALT/ ($U \cdot L^{-1}$)	AST/ ($U \cdot L^{-1}$)	LDH/ ($U \cdot L^{-1}$)
9月28日	72.6	35.5	33.5	10.0	22.4	31.7	598.0
9月29日	73.4	35.9	37.7	11.3	22.1	32.3	627.0
10月1日	62.0	33.7	37.4	11.1	18.0	32.0	—
10月3日	64.2	35.8	30.2	8.9	17.7	31.3	—
10月5日	68.7	39.9	38.8	10.0	22.8	28.7	—
10月9日	58.1	35.7	23.2	7.2	20.2	23.3	—
10月11日	63.4	38.4	23.7	6.6	29.7	6.6	377.0
10月13日	65.0	40.9	19.9	5.7	38.0	28.9	394.0
10月17日	61.0	39.1	20.2	6.0	45.4	29.9	349.0
10月20日	64.9	41.1	17.3	5.2	44.4	25.1	345.6

表 6-2-6　抗人球蛋白试验结果

日期	多抗(IgG+C3)	抗 IgG	抗 C3	间接抗球蛋白实验
9月26日	阳性1+	阴性	阴性	弱阳性
10月20日	阳性1+	阴性	阴性	阴性

7. 简述自身免疫性溶血性贫血的疗效标准。

8. 简述免疫抑制剂使用过程中应该注意的事项。

本幕结局与转归：患者出院时无乏力症状，精神食欲正常，无黄疸，出院后继续口服环孢素、泼尼松，1个月后停用泼尼松，并监测环孢素浓度。

 本幕小结

根据症状、体征、实验室检查，引导学生再次总结病例特点，得出诊断，拟定下一步诊治方案。教学过程中，引导学生掌握血红蛋白的代谢途径，分析溶血性贫血的异常检验检查结果。带领学生掌握溶血性贫血的一线及二线治疗方案。

课程思政

人类发展史也是人类与传染病作斗争的历史。伍连德是中国鼠疫斗士和中国公共卫生先驱。1910年，鼠疫四处蔓延，日俄两国以卫生防疫为由，准备抢夺中国东北三省的控制权。在这时，伍连德勇于担当，身负国家重任来到疫区，是中国近代医学界最早的"逆行者"，为中国公共卫生体系的发展作出了卓越的贡献，他将对国家和人民的爱转化为实际行动。同时，他有客观理性、严谨求实、探索创新的科学精神，他通过解剖尸体发现了鼠疫杆菌在人之间的传播途径，正式提出"肺鼠疫"的概念，请求集中火化鼠疫死者尸体来控制鼠疫的传播，就算遭到权威人士质疑和反对也毫不退缩。他坚持原则，勤奋学习，勇于创新。伍连德的鼠疫防治案例堪称世界流行病学史的典范，他率先带领中国防疫事业走向新的开端。

（曾　凤）

第七章

内分泌和代谢系统急危重症

第一节　可怕的糖衣炮弹

【学习目标】

1. 掌握高血糖危象的诱因与临床表现。
2. 熟悉高血糖危象的病理生理机制。
3. 掌握高血糖危象的诊断与鉴别诊断。
4. 掌握高血糖危象的治疗方案。
5. 提升危重病情评估能力。
6. 培养整体观念及急诊临床思维能力。
7. 培养学生自主学习的意识和能力、医患沟通能力及团队合作能力。

【教师案例指引方案】

　　3~8 名住培学生组成学习小组，分两次教学活动完成本轮 PBL 教学。部分病例资料提前一周分享给学习小组，学生提前学习相关知识，组长提前对学习任务做好分工。课堂中，将病例资料分步提供给学生，教师隐藏病例线索并在恰当的时机提供病例线索。根据教学目标预设问题，学生自己提出、讨论及解决问题。当学生提出来的问题偏离了教学目标时，教师根据预设问题进行引导。课堂中，教师不提供任何问题的答案，由学习小组课后自主学习并在下次课堂汇报。

【课堂内时间安排】

1. 一次课程时间：120 分钟。
2. 教师介绍时间：5 分钟。

3. 学生讨论时间：90 分钟。

4. 学生总结时间：15 分钟。

5. 教师总结与讲评时间：10 分钟。

◆ 第一幕 除夕之痛

陈某今年 32 岁，平时身体很好，能吃能睡，也能干重体力活，从没看过病。他和妻子一起在外地开小超市，过小年这天关了超市回家。除夕夜开始，他觉得头晕乎乎的，呕吐 1 次，呕吐物为吃的食物。他四肢活动都很好，自己觉得可能是感冒了，当地的风俗是大年三十和初一不能打针、吃药，就没管，初二这天还是有轻微的头晕，没力气，就去当地诊所输了 2 天液，好像也没多大效果，症状似乎还有加重，而且讲话有点含糊不清，喝水老是被呛，昨天又开始腰痛，以前有过肾结石，可能又发作了，昨天打了消炎针就不痛了。患者自己认为可能是熬夜打麻将，有点累了，想再打几天消炎针就回去工作。妻子实在担心才来看的急诊。分诊台测生命体征：T 36.9 ℃，P 110 次/min，R 30 次/min，BP 90/60 mmHg，把患者分到神经内科诊室。（以上资料可以提前一周发给学习小组）

神经内科医生于 15：40 接诊该患者，病历如下：

急起头晕、呕吐 5 天，言语不清 2 天。

患者家属代诉患者 5 天前出现头晕，伴呕吐，感轻微眩晕不适，无肢体活动障碍，在当地输液治疗，症状无缓解。2 天前出现言语不清，饮水呛咳，无意识障碍，1 天前出现腰部疼痛。

既往泌尿系结石病史。

体查：T 36.9 ℃，P 110 次/min，R 30 次/min，BP 90/60 mmHg。

神志清楚，言语欠清，双侧瞳孔等大等圆，直径为 3 mm，对光反射灵敏。咽反射存在，心肺腹检查无异常，四肢腱反射减弱，四肢肌力 5 级⁻，双侧病理征未引出，共济运动正常。

诊断：头晕、言语欠清原因不明。

处理：完善血常规、肝肾功能、电解质、凝血功能、头颅 CT、心电图检查。

教师指引学生讨论的问题

1. 急诊患者评估：MEWS 评分。

2. 该症状为主诉的临床思维导图。

3. 导致患者出现该症状最可能的疾病、最可能的病理生理机制。

4. 根据现病史需要补充的体格检查。

5. 需完善的检验检查。

患者做完心电图和头部 CT（结果均正常），等结果时和家人共进晚餐，于 19：20 患者返回诊室，嘱输液留观，同时完善抽血检查。

6. 总结患者的病例特点。

7. 神经系统疾病定位定性的诊断思维。

8. 目前最可能的诊断及鉴别诊断。

完善抽血检查,主要结果如下:

血常规:WBC $15.1×10^9/L$,中性粒细胞百分比 60.7%,Hb 170 g/L,PLT $334×10^9/L$。

生化:ALT 191.5 U/L,AST 123.9 U/L;BUN 14.33 mmol/L,Cr 252.9 μmol/L,BUA 1564.9 μmol/L;K^+ 4.75 mmol/L,Na^+ 165.0 mmol/L,Cl^- 117.9 mmol/L。

9. 症状加重的原因及可能存在的病理生理机制。

10. 修正或补充诊断。

本幕结局与转归:留观室输液 2 小时后患者嗜睡、烦躁不安。家属要求转院。救护车上测快速血糖 20.3 mmol/L。

本幕小结

给出基本病例资料,引导学生总结病例特点,得出初步诊断,评估病情危重程度,思考其病理生理机制。在整个过程中,引导学生对初步诊断提出疑问。要求建立相关症状为主诉的临床思维导图,掌握急诊患者的评估方案。熟悉神经系统疾病的定位定性诊断思维。

◆ 第二幕 劫后重生

你是急诊科抢救室的晚班值班医生,23:50 接诊了 120 救护车送来的陈某,院前急救医生交班:快速血糖 20.3 mmol/L,途中输葡萄糖 500 mL 加中和量胰岛素。

体查:T 36.9 ℃,P 125 次/min,R 35 次/min,BP 80/50 mmHg,心肺腹部体查未见明显异常。

神经系统体查:浅昏迷,GCS 评分为 8 分,双侧瞳孔等大等圆 3 mm,对光反射灵敏。脑膜刺激征阴性,四肢腱反射减弱,双侧病理征未引出。

教师指引学生讨论的问题

1. 简述血糖高的原因及高血糖对神经系统的影响。

2. 简述需进一步采集的病史、体查。

3. 简述需完善的检验检查。

提出需要补充的病史、体查及下一步检查后,提供如下资料:

补充病史:妻子代诉其多尿多饮 3 个月、加重 1 周,平素食欲很好,喜饮碳酸饮料,但体重无明显增加。晚餐时觉得口渴又喝了一瓶可乐。父母兄弟姐妹无糖尿病史。

补充体查:眼球凹陷,皮肤弹性降低。

实验室检查:

血常规:WBC $20×10^9/L$,中性粒细胞百分比 80.7%,Hb 171 g/L,PLT $300×10^9/L$。

生化:ALT 250 U/L,AST 235.5 U/L;BUN 20.04 mmol/L,Cr 265 μmol/L,BUA 1668.2 μmol/L;K^+ 3.71 mmol/L,Na^+ 167.8 mmol/L,Cl^- 116.9 mmol/L;BS 38 mmol/L,Lac 2.63 mmol/L。

血气分析：pH 7. 027，PaO_2 152 mmHg，HCO_3^- 10. 1 mmol/L，BE － 28 mmol/L，SPO_2 98%。

尿常规：尿酮(+++)，尿糖(++++)。

4. 判读检查结果。

5. 总结病例特点，得出完整诊断。

6. 简述鉴别诊断。

7. 简述疾病的诱因、相关并发症。

8. 简述 DKA 与糖尿病高渗高血糖综合征的病理生理机制。

9. 简述治疗方案。

10. 如何提高获取正确线索的能力、培养整体观念及系统思维？

本幕结局与转归：病愈，给予生活方式干预及口服降糖药物治疗。

本幕小结

给出需补充的病史、体查及主要的异常检查结果，引导学生建立系统性及整体性的临床思维，总结病例特点并得出最终诊断。在整个过程中，要求学生掌握检验检查结果的判读、渗透压的计算公式，掌握高血糖危象的诱因、病理生理机制、临床表现、诊断、治疗。

(王爱民)

第二节　压垮打工人的最后一根稻草

【学习目标】

1. 掌握意识障碍患者的识别、评估、分型及急诊处理流程。

2. 熟悉发热的原因、病理生理机制、急诊处理流程。

3. 熟悉急危重症患者的评估及处理。

4. 掌握甲亢危象的病因、发病机制、临床表现、诊断及急诊处理流程。

5. 培养学生的急诊临床思维、医患沟通能力、自主思考能力。

【教师案例指引方案】

3~8 名住培学生组成学习小组，分三次教学活动完成本轮 PBL 教学。部分病例资料提前一周分享给学习小组，学生提前学习相关知识，组长提前对学习任务做好分工。课堂中，将病例资料分步提供给学生，教师隐藏病例线索并在恰当的时机提供病例线索。根据教学目标预设问题，学生自己提出、讨论及解决问题。当学生提出来的问题偏离了教学目标时，教师根据预设问题进行引导。课堂中，教师不提供任何问题的答案，由学习小组课后自主学习并在下次课堂汇报。

【课堂内时间安排】

1. 一次课程时间：120 分钟。
2. 教师介绍时间：5 分钟。
3. 学生讨论时间：90 分钟。
4. 学生总结时间：15 分钟。
5. 教师总结与讲评时间：10 分钟。

◆ 第一幕 一叶障目

27 岁的陈女士，未婚，是一名私营企业的员工，近半年来工作压力特别大，白天工作时曾与人发生激烈争吵，18：00 许下班后独自回到出租屋，于 20：00 许合租同事发现患者神志恍惚，在床上坐立不安、注意力涣散、不能正常交流，并有身体滚烫情况，遂呼叫 120 急救电话，送至医院就诊。

你是急诊科抢救室的值班医生，接诊该患者后，测得生命体征：T 39.0 ℃，P 140 次/min，R 30 次/min，BP 120/65 mmHg，SPO₂ 98%。（以上资料可以提前一周发给学习小组）

教师指引学生讨论的问题

1. 提炼主诉与现病史。
2. 简述意识状态的评估与分型。
3. 简述意识障碍的病因、发病机制。
4. 简述体温的调节与发热的机制。
5. 简述下一步需要补充的病史、重点部位体格检查及重点检验检查。

提出需要补充的病史、重点部位体格检查及重点检验检查后，提供如下资料：

陈女士，女，27 岁，未婚，某私营企业员工，4 月 15 日 21：08 就诊于急诊科。

主诉：被发现意识障碍、发热 1 小时。

现病史：患者于 20：00 许被合租同事发现神志恍惚，在床上坐立不安、注意力涣散、不能正常交流，浑身滚烫，无二便失禁、肢体抽搐、牙关紧闭、呼吸困难、呕吐情况，身旁无药瓶，舍友见状立即呼叫 120 急救电话，患者近期饮食正常，曾向舍友抱怨工作压力大，白天工作时曾与人发生激烈争吵，睡眠、二便情况不详，近半年来明显消瘦、体重减轻。

既往史：不详。

月经史：初潮年龄不详，近半年月经不规律，经常推迟 10 来天，月经持续时间及末次月经时间不详。

婚育史：未婚未育。

一般检查：T 39.0 ℃，P 140 次/min，R 30 次/min，BP 120/65 mmHg，SPO₂ 98%。谵

妄,明显消瘦(卧床未测体重),皮肤干燥,双侧瞳孔等大等圆 4 mm,对光反射存在,颈软,呼吸急促,双肺呼吸音清晰,未闻及干湿啰音,心率 140 次/min,心律整齐,各瓣膜听诊区未闻及异常杂音,腹部触诊不合作,未见肌紧张,肠鸣音活跃。四肢肌张力正常、肌力检查不合作,巴宾斯基征、脑膜刺激征阴性。

6.总结患者的病例特点。

7.简述目前的诊断及鉴别诊断。

8.简述该患者的紧急处理方案,并作出病情判断。

9.简述下一步需要完善的检验检查。

10.患者直系家属未在场,怎样进行医患沟通?

本幕结局与转归:立即予以补液、降温处理,随后患者意识障碍加重,呈浅昏迷状态,伴有呕吐胃内容物、阵发性四肢抽搐,二便失禁。体格检查:浅昏迷,T 39.0 ℃,P 167 次/min,R 35 次/min,BP 85/60 mmHg,颜面潮红,大汗,颈软,双眼向上凝视,四肢阵发性抽搐,巴宾斯基征、脑膜刺激征阴性。

本幕小结

结合基本的病例资料,引导学生思考、讨论,进行病例的归纳总结,得出下一步需要补充的病史、体格检查及检验检查。在整个过程中,要求学生掌握意识障碍的识别、评估、分型及急诊处理流程。熟悉发热的病理生理机制。

◆ 第二幕　顺藤摸瓜

立即完善检查,主要结果:

血常规:WBC $22.2×10^9$/L,Hb 117 g/L,中性粒细胞绝对值 $18.6×10^9$/L,中性粒细胞百分比 88.2%,PLT $193×10^9$/L。

生化:血淀粉酶正常;心肌酶正常;ChE、胆红素、ALT、AST 正常;肾功能正常;血糖 7.6 mmol/L;Na^+ 140 mmol/L,Cl^- 103 mmol/L,K^+ 3.1 mmol/L,Ca^{2+} 2.26 mmol/L。

炎症指标:PCT 0.25 ng/mL。

肌钙蛋白:正常。

血气分析:pH 7.505,PCO_2 36.6 mmHg,PaO_2 88 mmHg,SaO_2 99.3%,HCO_3^- 28.7 mmol/L,BE 5.6 mmol/L,Lac 2.5 mmol/ L。

床旁心电图检查结果如下(图 7-2-1)。

头部 CT 检查结果如下(图 7-2-2)。

肺部 CT 检查结果如下(图 7-2-3)。

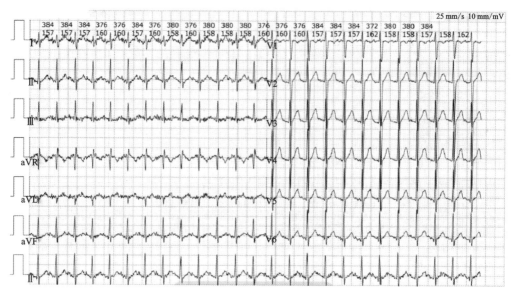

图 7-2-1　患者床旁心电图

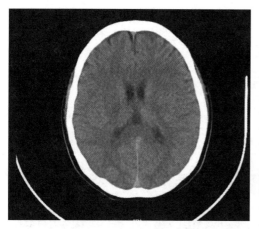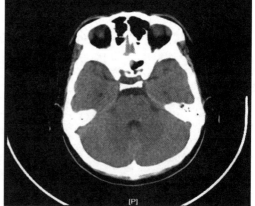

图 7-2-2　患者头部 CT

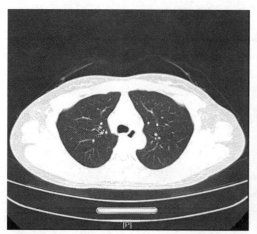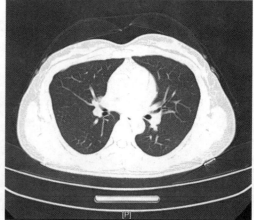

图 7-2-3　患者肺部 CT

教师指引学生讨论的问题

1.判读检验检查结果。

2.患者是否存在休克？

(1)如果是,分析休克的类型。

(2)该休克的病理生理机制。

3.目前的检查结果能否解释患者的临床现象?接下来应完善什么检查?

4.该患者可能的诊断、紧急处理方案、病情判断。

5.还需要进一步询问哪些病史、体格检查?

6.患者病情有进行性加重趋势,该如何进行医患沟通?

本幕结局与转归:患者仍阵发性四肢抽搐、浅昏迷状态,血压由多巴胺维持,神经内科医师会诊后建议完善快速血培养、甲状腺功能、头颅 MRI、呕吐物送毒物检测及腰椎穿刺。

本幕小结

通过病史的梳理、归纳,引导学生得出可能的诊断。在整个过程中,要求学生掌握检验检查的判读,分析患者是否存在休克,要求学生掌握休克的类型、急危重症患者的评估及处理,并根据现有的病例资料引导学生进行下一步的病情处理,提高自主思考能力。

◆ 第三幕　水落石出

补充病史:再次电话询问患者家属,患者近期除了体重减轻,生活中还有哪些异常,患者母亲电话中告诉医生,患者近半年来工作压力特别大,上级主管分配的工作任务时常不能按时完成,精神不能集中,睡眠也越来越差,1个月以来,还出现心慌、气促,稍微运动后心慌、气促及胸闷等不舒服的情况就会加重,曾在外院心内科门诊就诊,完善心电图等相关检查后医师建议去内分泌门诊就诊,但患者工作忙,并未遵医嘱去内分泌门诊就诊,此后1个月,陈女士上述症状有增无减,就连平时走路、上楼梯也感觉到力不从心,心慌得厉害,时常对家人和同事发无名火。

补充体格检查:轻度突眼,双侧甲状腺Ⅱ度肿大,可闻及血管杂音。

完善检查,主要结果如下:

免疫发光检验报告:游离 T_3 >30.72 pmol/L,游离 T_4 49.73 pmol/L,促甲状腺激素 0.01 mIU/mL,甲状腺球蛋白抗体 7.80 IU/mL,甲状腺过氧化物抗体 398.06 IU/mL。促甲状腺受体抗体 28.16 IU/L。NT-proBNP 175.90 pg/mL。

甲状腺彩超检查报告(图7-2-4):甲状腺径线稍大并实质回声改变(血流信号丰富)。

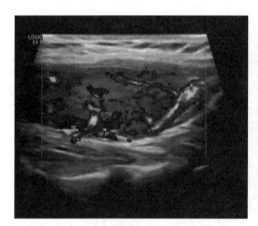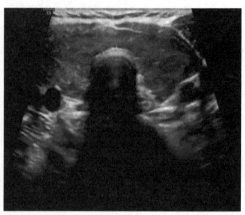

图 7-2-4　患者甲状腺彩超图

教师指引学生讨论的问题

1. 根据患者母亲提供的患者近期行为表现，我们可以考虑哪些疾病？

2. 结合补充体格检查及辅助检查。陈女士出现这种危险情况的原因，最有可能是什么？为什么会发生这种情况？

3. 接下来应该给予她什么处理措施？用药时应该考虑哪些因素？

4. 接下来该如何同患者家属沟通？

5. 陈女士抢救成功后，下一步治疗计划怎么安排？

6. 怎样宣教患者才能做到以后不会发生此类情况？

本幕的结局与转归：立即给予氢化可的松 100 mg 每 8 小时静滴 1 次，艾司洛尔静脉泵入，丙硫氧嘧啶 200 mg 每 8 小时鼻饲 1 次，卢戈氏碘液（Lugol's 碘液）8 滴每 8 小时鼻饲 1 次，补液，保护胃黏膜、保肝、抗炎等对症支持治疗。入院后第 2 日患者意识转清，发热症状明显缓解，心率下降，从 162 次/min 降到 103 次/min。逐步减少激素及卢戈氏碘液用量，调整丙硫氧嘧啶 100 mg，一日 3 次，口服；普萘洛尔片 20 mg，一日 3 次，口服，病情好转出院。

本幕小结

以发热、意识障碍为表现引入主题，使学生熟悉意识障碍的类型、评估及判断，从简单病史入手，引导学生思考、归纳、总结病例特点，学会正确的病史采集及书写规范，并掌握休克的分型及处理。通过引导逐步深入病史的采集、体查、辅助检查，提升学生的临床思维能力，掌握甲亢危象的紧急抢救措施，并熟悉其病理生理机制、临床表现及相关并发症。

（易　峰）

第三节　呕吐背后的真相

【学习目标】

1. 掌握低钠血症的病因与临床表现。
2. 掌握低钠血症的诊疗思路。
3. 掌握低钠血症的处理与补钠策略。
4. 了解 SIADH 的诊断与鉴别诊断。
5. 提高获取正确病史及书写病历的能力。
6. 培养学生自主学习的意识和能力、医患沟通能力及团队合作能力。

【教师案例指引方案】

　　3~8 名住培学生组成学习小组，分三次教学活动完成本轮 PBL 教学。部分病例资料提前一周分享给学习小组，学生提前学习相关知识，组长提前对学习任务做好分工。课堂中，将病例资料分步提供给学生，教师隐藏病例线索并在恰当的时机提供病例线索。根据教学目标预设问题，学生自己提出、讨论及解决问题。当学生提出来的问题偏离了教学目标时，教师根据预设问题进行引导。课堂中，教师不提供任何问题的答案，由学习小组课后自主学习并在下次课堂汇报。

【课堂内时间安排】

1. 一次课程时间：120 分钟。
2. 教师介绍时间：5 分钟。
3. 学生讨论时间：80~90 分钟。
4. 学生总结时间：15~20 分钟。
5. 教师总结与讲评时间：10~15 分钟。

◆　第一幕　呕吐之谜

　　老陈今年 68 岁，其女儿说父亲大约 10 天前受凉后出现恶心、呕吐，吐出来一些食物和水，同时有呃逆、头晕、全身乏力，至当地医院就诊，在当地医院抽了血，打了吊针，治疗了几天，症状好转不明显，好像精神越来越差，也不怎么吃东西，所以就来了我们医院。

出示了一张当地医院的电解质结果：Na^+ 94.3 mmol/L，Cl^- 64.1 mmol/L。既往史：既往体健。否认糖尿病、心脏病病史。否认其他病史。（以上资料可以提前一周发给学习小组）

你是急诊科抢救区的晚班值班医生，2022 年 4 月 4 日 16：40 你接诊了这位患者。询问患者病史，做了体格检查。以下是你的首诊病程记录。

主诉：恶心呕吐 10 余天。

现病史：患者 10 余天前受凉后出现恶心、呕吐，每天呕吐 2~3 次，呕吐物为胃内容物，非喷射性，无咖啡样物质，伴呃逆，无腹胀腹痛，时感头晕、乏力，无头痛，无视物模糊、视物旋转，无手脚麻木，遂至当地医院就诊。当地医院完善相关检查示：Na^+ 94.3 mmol/L，Cl^- 64.1 mmol/L，当地医院予以补充浓钠、护胃等治疗，症状稍有减轻，患者家属为求进一步诊治遂至中南大学湘雅医院就诊，收住抢救区。患者起病以来，精神差，食欲缺乏，睡眠差，二便少，体重无明显增减。

一般检查：T 36.5 ℃，P 72 次/min，BP 141/75 mmHg，SPO_2 99%，神志清楚，双瞳孔等大等圆 3 mm，对光反射灵敏，口唇无发绀，颈软，颈静脉无怒张，双肺呼吸音粗，无啰音，心率 72 次/min，律齐，各瓣膜区无杂音，腹软，无压痛及反跳痛，肠鸣音可，4 次/min。双下肢无水肿。四肢肌力、肌张力正常。病理征未引出。

诊断：低钠血症；恶心呕吐查因。

🔍 教师指引学生讨论的问题

1. 简述该患者低钠血症的可能病因、机制。
2. 简述低钠血症的临床表现。
3. 简述可能具备的阳性体征。
4. 有无被忽略的病史？还需要补充哪些重点体查？
5. 下一步的处理方案是什么？
（1）需完善的检验检查。
（2）治疗措施。

提出所需要的患者病情演变、就诊经过、重点部位体格检查及检验检查后，提供如下资料：

病情演变及就诊经过：

患者 3 月 26 日受凉后出现恶心、呕吐，每天呕吐 2~3 次，呕吐物为胃内容物，非喷射性，无咖啡样物质，伴呃逆，无腹胀腹痛，时感头晕、乏力，无头痛，无胸闷胸痛，无视物模糊、视物旋转，无手脚麻木，于 3 月 27 日在当地医院门诊就诊，颅脑 CT 检查未见明显异常，考虑胃肠型感冒，予"沙棘干乳剂"口服治疗，上述症状未见好转，于 3 月 31 日前往镇中心卫生院就诊，予中药及多潘立酮治疗，症状未好转，并出现纳差，感乏力加重，4 月 3 日于某市中心医院住院治疗，诊断为：①重度低钠血症；②低氯血症；③恶心呕吐查因。当地医院予以补充浓钠、护胃等治疗，症状稍减轻，4 月 4 日患者家属要求转上级医院。

补充神经系统体查：

嗜睡，反应迟钝，不言语，体格检查不配合。双瞳孔等大等圆，直径为 2.5 mm，对光反射灵敏。颈软，四肢肌力（不配合）、肌张力下降。

检验结果：

血常规：正常。

尿常规：正常。

炎症指标：PCT 正常。

肌钙蛋白：正常。

NT-proBNP：正常。

生化：肝肾功能、血糖血脂、Lac 正常；Mb 102.6 U/L；K^+ 4.17 mmol/L，Na^+ 105.7 mmol/L，Cl^- 75.4 mmol/L。

肿瘤标志物：胃泌素释放肽前体 0.77 ng/mL。

6. 低钠血症的病情分度。

7. 低钠血症的诊疗思路。

8. 目前低钠的最可能病因。

9. 需要完善哪些检查？

10. 电解质监测、补钠方案及注意要点。

本幕结局与转归：经 3 天补液、补充浓钠、抗感染等治疗后症状好转，收住急诊综合病房。

🔑 **本幕小结**

给出基本病例资料，引导学生讨论低钠血症的临床表现，反思接诊过程中忽略的症状和体征，提高病史获取、病历书写能力。引导学生总结病例特点，得出初步诊断，拟定下一步的诊治措施。在整个过程中，要求学生掌握低钠血症的临床表现、诊疗思路。

◆ **第二幕　顽固的低钠血症** ⬦⬦⬦

患者在急诊抢救室 3 天的电解质水平变化如下（表 7-2-1）。

表 7-2-1

时间	K^+/(mmol · L^{-1})	Na^+/(mmol · L^{-1})	Cl^-/(mmol · L^{-1})
4 月 4 日 18：40	4.17	105.7	75.4
4 月 5 日 9：20	3.28	111.2	79.1
4 月 5 日 20：52	3.86	119.7	90.4
4 月 6 日 9：05	3.96	121.8	89.3
4 月 6 日 21：29	3.22	119	86.2

头颅 CT：①右侧额顶叶交界处低密度灶，脑梗死？建议颅脑 MRI+DWI。②双侧脑室

旁低密度灶，考虑血管源性可能。

4月4日肺部CT结果(图7-3-1)：细支气管炎，支气管炎，双肺感染，建议抗炎治疗后复查。

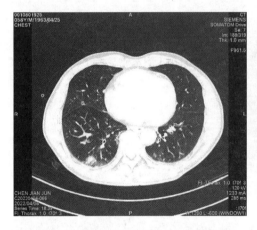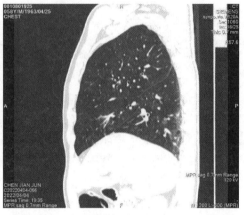
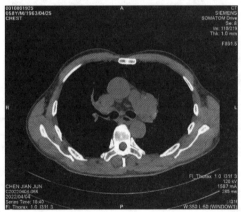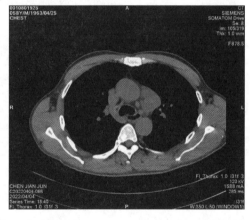

图7-3-1　肺部CT(4月4日)

教师指引学生讨论的问题

1. 判读检验检查结果。

2. 低钠血症难以纠正的原因。

3. 该患者可能的诊断。

4. 为明确诊断，还需要完善哪些检查？

根据学生提出的需要完善的检验检查资料，可补充以下资料：

血渗透压 255 mOsm/L，尿渗透压 525 mOsm/L。

24 小时尿钠 335.65 mmol/24h（参考范围：40~220 mmol/24 h）。

24 小时尿氯 345.04 mmol/24h（参考范围：110~250 mmol/24 h）。

4月9日肺部CT(图7-3-2)与老片对比：细支气管炎较前好转，双肺感染较前好转。

双侧胸腔少许积液。

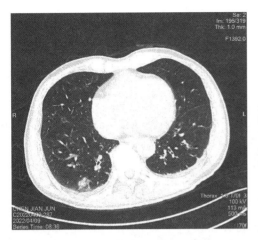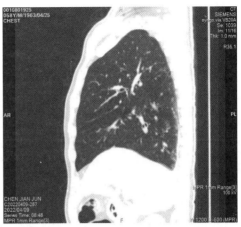
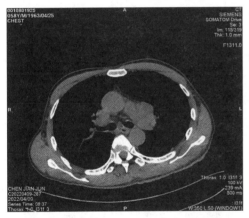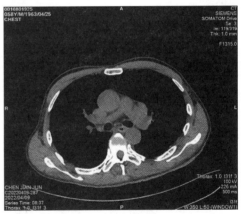

图 7-3-2 肺部 CT(4 月 9 日)

5. 检验检查结果判读，是否需要修正诊断？

6. 如何鉴别 SIADH 和脑性耗盐综合征？

7. 导致 SIADH 的可能原因：肺炎？副肿瘤综合征？

8. 还需要完善的检查。

本幕结局与转归：复查肺部 CT，肺部炎症明显好转，低钠血症仍没有纠正，仍然嗜睡、反应迟钝、全身乏力。

🔑 **本幕小结**

给出主要的检验检查结果，引导学生得出 SIADH 的诊断，根据复查肺部 CT 及临床表现，引导学生对肺炎导致 SIADH 的初步诊断提出疑问。在整个过程中，要求学生掌握 SIADH 与脑性耗盐综合征的诊断与鉴别诊断。根据检验检查结果修正诊断并进行进一步的处理，培养发散性的临床思维能力。

◆ **第三幕　揪出真凶**

补充体格检查：

双侧锁骨上窝 0.8 cm 淋巴结，活动欠佳。

补充检查结果：

4月6日胃镜：糜烂性胃炎，胃底息肉，十二指肠球部多发息肉？病检：胃底腺息肉，胃底体交界黏膜轻度慢性浅表性炎，十二指肠球部腺息肉样增生。

4月9日头颅磁共振：深部脑白质高信号，脑室旁高信号考虑为血管源性，轻度脑萎缩，MRA 正常。

4月17日胸腹部增强 CT（图 7-3-3）：纵隔肿块并纵隔双侧锁骨上窝多发肿大淋巴结，性质待定。纵隔型肺癌并淋巴结转移？请结合临床。脾内多发低密度灶，转移？前列腺左侧异常密度灶。

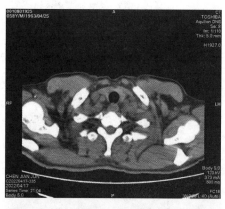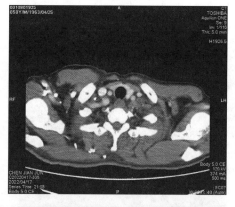
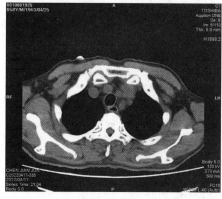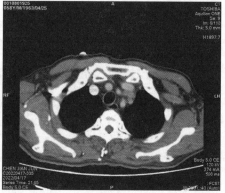

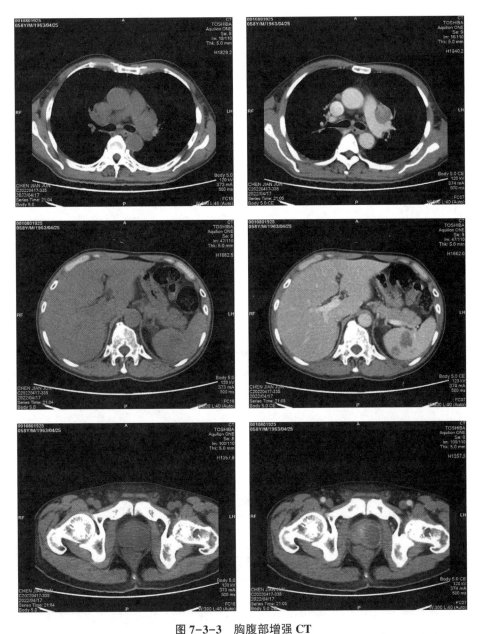

图 7-3-3 胸腹部增强 CT

教师指引学生讨论的问题

1. 总结病例特点，需要补充的病史。
2. 失钠性低钠血症和稀释性低钠血症的特点。
3. 肿瘤标志物中胃泌素释放肽前体升高的意义。
4. 对比肺部 CT 平扫与增强。
5. 还需完善哪些检查帮助诊断？

补充病史：

个人史：吸烟史 30 年，20 支/天。

家族史：父母去世（母亲冠心病去世，父亲肺癌去世），兄弟姐妹 7 人（其中大哥因肺癌过世，二哥因脑癌过世，三哥确诊肺癌）。

补充检查：

PET-CT：纵隔、左颈部、双侧锁骨上、纵隔内及左肺门多发淋巴结，考虑纵隔型肺癌并多发淋巴结转移？淋巴瘤？

6. 总结病例特点，可能的诊断及鉴别诊断。

7. 还需完善的检查。

8. SIADH 治疗要点。

9. 肺癌的影像学特点，CT 平扫与增强判读。

10. 漏诊、误诊的原因反思。

本幕结局与转归：患者经过限水、托伐普坦治疗后，低钠血症纠正，症状完全消失。纵隔肿块穿刺活检提示：肺小细胞癌。

本幕小结

根据补充的病史、体格检查及特殊检查结果，引导学生再次总结病例特点，得出正确诊断，拟定下一步诊治方案。教学过程中，带领学生掌握 SIADH 的治疗，熟悉肺癌的危险因素、影像学特点。探讨该病例误诊、漏诊的原因，讨论如何提高医患沟通技能和病史采集过程中获取信息的能力。

（王爱民）

第四节　血钙升高的秘密

【学习目标】

1. 熟悉钙代谢与钙平衡的调节。

2. 掌握高钙血症的定义与临床表现。

3. 掌握高钙血症的诊断与鉴别诊断思路。

4. 掌握高钙血症的治疗原则。

5. 从消化道症状起病合并休克的病例中，提升急诊临床思维能力。

6. 培养学生自主学习的意识和能力、医患沟通能力及团队合作能力。

【教师案例指引方案】

3~8 名住培学生组成学习小组，分两次教学活动完成本轮 PBL 教学。部分病例资料提前一周分享给学习小组，学生提前学习相关知识，组长提前对学习任务做好分工。课堂中，将病例资料分步提供给学生，教师隐藏病例线索并在恰当的时机提供病例线索。根据教学目标预设问题，学生自己提出、讨论及解决问题。当学生提出来的问题偏离了教学目标时，教师根据预设问题进行引导。课堂中，教师不提供任何问题的答案，由学习小组课后自主学习并在下次课堂汇报。

【课堂内时间安排】

1. 一次课程时间：120 分钟。
2. 教师介绍时间：5 分钟。
3. 学生讨论时间：90 分钟。
4. 学生总结时间：15 分钟。
5. 教师总结与讲评时间：10 分钟。

◆ 第一幕　全身不适为哪般 ◇◇

钟先生今年 50 岁，大约 20 天前无明显诱因出现腰痛、背痛，呈持续性，出现全身乏力不适，无恶心呕吐，无腹痛腹胀，无关节疼痛，无畏寒、发热，无咳嗽、咳痰，予口服中药及针灸理疗后，上述症状无明显缓解，遂于 2022 年 5 月 20 日 15：00 入急诊科。查血钙 3.75 mmol/L。

你是急诊科监护室的白班值班医生，这天 15：00 左右，你接诊了这位患者。（以上资料可以提前一周发给学习小组）

教师指引学生讨论的问题

1. 钙代谢与钙平衡的调节。
2. 高钙血症的可能病因与临床表现。
3. 需要补充哪些病史及重点部位体格检查？
提出需要补充的病史、重点部位体格检查及检验检查后，提供如下资料：
补充病史：精神、睡眠差，食欲缺乏，小便增多，夜尿 3~4 次/晚，便秘，大便干结，近 7 天未解，近半年体重下降 20 余斤。
既往史，戒烟 20 年。家族史无特殊。
补充体格检查：
一般检查：T 36.5 ℃，P 88 次/min，R 20 次/min，BP 147/78 mmHg，SPO$_2$ 99%，身高 170 cm，体重 60 kg，BMI 20.76 kg/m^2。嗜睡，左肺呼吸音减低，双肺闻及少许湿啰音，心率 88 次/min，律齐，无杂音，腹部无压痛及反跳痛，肠鸣音弱。
4. 总结患者的病例特点。
5. 高钙血症的诊疗思路。
6. 下一步需要完善的检验？

给出检验检查结果：

血常规：WBC 11.9×10^9/L，中性粒细胞百分比 92%，Hb 111 g/L，PLT 329×10^9/L。

生化：肝功能正常；BUN 9.22 mmol/L，Cr 100.2 μmol/L，BUA 476.8 μmol/L；K^+ 3.88 mmol/L，Na^+ 135.6 mmol/L，Cl^- 99.7 mmol/L，Ca^{2+} 3.75 mmol/L，磷 0.93 mmol/L。

肿瘤标志物：CA 125 93.66 μ/mL（正常值 0~35 μ/mL）。

PTH 4.95 pg/mL（正常值 15~65 pg/mL）。

7. 目前的诊断及鉴别诊断。

8. 高钙危象的评估与处理。

本幕结局与转归：经积极补液、利尿、降钙素、血液净化等处理后血钙仍高。

本幕小结

给出基本病例资料，引导学生总结病例特点，得出初步诊断，评估病情危重程度，拟定下一步的诊治措施。在整个过程中，要求学生掌握高钙血症的临床表现及诊疗思路、高钙危象的病情评估与急诊处理原则。熟悉钙代谢及钙平衡的调节。

◆ 第二幕 寻寻觅觅揪出病因

补充检查：

2022 年 5 月 20 日肺部 CT（图 7-4-1）：左肺上叶占位性病变，考虑中央型肺癌并阻塞性肺炎，左肺癌性淋巴管炎，右肺门及纵隔淋巴结转移可能，左侧胸膜受累并左侧胸腔积液。肝内多发结节，考虑转移。心包受累并少量积液。双肺多发微小结节，考虑转移。

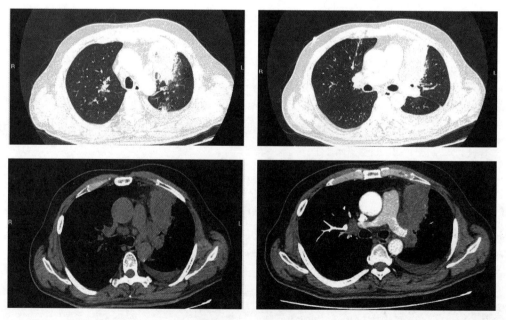

图 7-4-1 肺部 CT

患者在急诊科监护室前三天的血清钙离子水平变化见表7-4-1。

表 7-4-1　急诊科监护室前三天的血清钙离子水平变化

时间	5月20日 15:00	5月20日 22:00	5月21日 9:00	5月21日 14:00	5月21日 22:00	5月22日 7:00
Ca²⁺/(mmol·L⁻¹)	3.75	2.64	3.66	3.57	2.47	3.74
治疗措施	血透(18:00—22:00)	血透(12:00—18:00)				
	水化、利尿、降钙素					

$Ca^{2+}/(mmol \cdot L^{-1})$

教师指引学生讨论的问题

1. 该患者高钙血症的病理生理机制。
2. 高钙血症血液净化的指征、透析液的配置及抗凝剂的选择。
3. 血液净化的疗效分析。
4. 需完善的检查。
5. 是否需要调整治疗方案?

补充检查:

2022 年 5 月 24 日 PET-CT:

左肺上叶、双肺门及纵隔淋巴结、左侧胸膜、心包膜、肝、胰腺、左肾上腺、大网膜、肠系膜多发糖代谢异常增高结节灶或肿块灶,胸腰椎、骶骨、髂骨多发肌肉糖代谢异常增高灶,肺癌并全身多发转移。

5 月 26 日支气管超声内镜肺活组织检查:角化型鳞癌。

从病室药房调用唑来膦酸钠 60 mg 稀释后缓慢静滴,每周 1 次,调整治疗方案后血清钙离子水平变化见表 7-4-2。

表 7-4-2　调整治疗方案后血清钙离子水平变化

日期	5月22日	5月23日	5月24日	5月25日	5月26日	5月27日	5月29日	6月2日
Ca²⁺/(mmol·L⁻¹)	3.74	3.47	3.28	2.76	2.57	2.31	2.5	2.43
治疗措施	唑来膦酸钠						唑来膦酸钠	
	水化、利尿							

6. 完整诊断。
7. 比较降钙素与磷酸盐的药理学作用及疗效评估。

本幕结局与转归:患者腰背痛、乏力、食欲缺乏、多尿等症状明显缓解,行肿瘤基因检测后靶向治疗。

🔍 **本幕小结**

给出主要的异常检查结果及治疗经过。在整个过程中，要求学生掌握高钙血症不同降钙措施的疗效评估，掌握高钙危象血液净化的指征。了解高钙危象血液净化透析液的配置及抗凝剂的选择。

（王爱民）

第八章

泌尿系统急危重症

第一节　离奇的心率减慢

【学习目标】

1. 掌握急性左心衰竭、高钾血症的急诊处理方案。
2. 掌握危重患者评估方法。
3. 掌握高钾血症的病因和发病机制。
4. 掌握高钾血症的临床表现及心电图表现。
5. 掌握高钾血症致心率减慢、心律失常的机制。
6. 掌握从胸闷、气促的症状来学习诊断、鉴别诊断，以及急诊处理流程。
7. 从心衰症状就诊却心率离奇减慢的病例中提升急诊临床思维能力。
8. 培养学生自主学习的意识和能力、医患沟通能力及团队合作能力。

【教师案例指引方案】

　　一次教学活动完成本轮 PBL 教学。将病例资料分步提供给学生，教师隐藏病例线索并在恰当的时机提供病例线索。根据教学目标预设问题，学生自己总结和提出问题。当学生提出来的问题偏离了教学目标时，教师根据预设问题进行引导。

【课堂内时间安排】

1. 一次课程时间：90 分钟。
2. 教师介绍时间：5 分钟。
3. 学生讨论时间：30~40 分钟。
4. 学生总结时间：10~20 分钟。
5. 教师总结与讲评时间：30~40 分钟。

◆ 第一幕　堕云雾中

　　沈爷爷今年 80 岁，1 天前跟家属说觉得胸口闷，并且有呼吸不畅的感觉，觉得呼吸费力、困难，整个人感觉缺氧，在走路、活动的时候明显加重，休息的时候稍微舒服一些，但还是会有些呼吸急促，感觉全身都没有力气，坐起来会比躺着要舒服，晚上睡觉需要垫很高的枕头，睡着后有时候会因为觉得呼吸不畅而醒来，并且要坐起来后才能感觉舒服一些，家里人发现沈爷爷两只脚都出现了水肿的情况。

　　你是急诊科抢救室的值班医生，这天中午 120 救护车将沈爷爷送来，家属说 1 天前患者出现胸口闷、呼吸费力，并且逐渐加重，遂来急诊科。

　　入急诊科测生命体征：T 36.2 ℃，P 50 次/min，R 30 次/min，BP 170/90 mmHg，SPO$_2$ 90%。（以上资料可以提前一周发给学习小组）

教师指引学生讨论的问题

　　1. 提炼主诉与现病史。

　　2. 补充病史、体格检查重点。

　　3. 需完善哪些检验检查？

　　提出需要补充的病史、重点部位体格检查及检验检查后，提供如下资料：

　　主诉：胸闷、气促 1 天。

　　现病史：患者 1 天前无明显诱因出现胸闷、气促，稍微活动即气促明显，休息后可稍缓解，伴乏力、端坐呼吸、夜间阵发性呼吸困难，并双下肢浮肿，无畏寒发热，无胸痛，无咳嗽、咳痰，其余主观症状不详。患者上述症状无缓解并逐渐加重，为求诊治遂入急诊科。患者自起病来，精神、食欲、睡眠差，大便情况不详，近几日尿量明显减少，体重未测量。

　　既往史：有高血压病病史 30 余年，最高血压 200/100 mmHg，规律服用苯磺酸左旋氨氯地平片 2.5 mg，1 天 1 次，血压控制可。有 2 型糖尿病病史 30 余年，目前予以胰岛素治疗，具体降糖方案不详，未监测血糖。有帕金森病史 6 年，规律服用恩卡他朋 0.2 g，1 天 3 次，多巴丝肼 100 mg，1 天 3 次。有脑梗死病史 10 个月，用药情况不详。有消化道出血病史。

　　体格检查：T 36.2 ℃，P 50 次/min，R 30 次/min，BP 170/90 mmHg，SPO$_2$ 90%。急性面容，神志模糊，精神较差，端坐体位。颈静脉怒张，双肺可闻及散在湿性啰音。心率 50 次/min，律齐，无杂音。腹平软，无压痛反跳痛，未触及腹部包块，肠鸣音正常。双下肢中度水肿。四肢肌力检查不配合，肌张力增高。双侧病理征未引出。

　　完善相关检查，主要结果如下：

　　血常规：WBC 5.01×10^9/L，Hb 44 g/L，PLT 118×10^9/L，中性粒细胞百分比 70.2%。

　　生化：ALB 26 g/L；Cr 433 μmol/L，BUA 517 μmol/L，BUN 36.22 mmol/L；K$^+$ 6.9 mmol/L，Na$^+$ 139 mmol/L，Cl$^-$ 116 mmol/L，Ca^{2+} 1.52 mmol/L；Mb 84.0 ng/mL，CK-MB 7.54 ng/mL。

　　NT-proBNP：1637 pg/mL。

　　cTnI<0.1 ng/mL。

D-二聚体：2.42 mg/L。

血气分析：pH 7.30，PaO_2 56 mmHg，PCO_2 15.6 mmHg，Lac 1.13 mmol/L，BE −15.81 mmol/L，HCO_3^- 7.6 mmol/L。

胸部 X 线片：支气管疾患。

教师指引学生讨论的问题

1. 总结患者的病例特点。
2. 检验检查结果的判断，分析血气分析结果。
3. 该患者可能的诊断、紧急治疗处理方案，病情判断。
4. 鉴别诊断。
5. 患者胸闷、气促，处于应激、高代谢状态，为何心率不增快反而减慢？
6. 心率减慢的机制。

本幕结局与转归：经利尿、扩血管、降钾治疗，患者尿量不多，气促症状无缓解，复查血钾仍高。

本幕小结

给出基本病例资料，引导学生总结病例特点，得出初步诊断，评估病情危重程度，拟定下一步的诊治措施。给出主要的异常检查结果，引导学生对初步诊断提出疑问。在整个过程中，要求学生掌握急性左心衰竭、高钾血症的急诊处理方案及危重患者的评估方案。熟悉高钾血症致心率减慢、心律失常的机制。

◆ 第二幕 辗转曲折

经过血液净化降钾、维持电解质平衡、减轻容量负荷控制心衰、输注红细胞处理，患者胸闷、气促症状明显缓解，心率上升至 70 次/min。患者呼吸较前好转，可平卧，未再出现夜间阵发性呼吸困难，生命体征稳定；每日使用呋塞米利尿后尿量 1000~1200 mL，Cr 225~337 μmol/L，经会诊后转肾内科继续治疗。转肾内科后患者多次出现低钾，且补钾之后血钾仍低。

复查：血气分析示 pH 7.42，PaO_2 135 mmHg，PCO_2 24 mmHg，Lac 1.07 mmol/L，BE −6.4 mmol/L，HCO_3^- 24.7 mmol/L；NT-proBNP 596 pg/mL。

教师指引学生讨论的问题

1. 患者反复出现低钾血症可能的原因是什么？
2. 低钾血症的发病机制、临床表现。
3. 低钾血症的治疗。

考虑患者低钾原因：分别于5月15日、5月18日、5月20日、5月23日、5月25日行血液净化治疗，置换液成分没有随着病情变化作出调整；复查患者出现高钾，予以药物+血液净化降钾，患者血钾恢复正常。后转入普通病房，留置长期血透导管、规律血液净化；

心衰症状控制良好；血钾控制在正常范围内。

4.肾功能不全患者的长期管理应注意什么？有哪些并发症？

本幕结局与转归：规律透析后，病情好转出院。

本幕小结

引导学生探讨并掌握慢性肾功能不全患者的长期管理注意事项，即药物肠道排毒或规律血液净化(肾脏替代治疗)、防治心血管并发症、纠正水电解质酸碱平衡紊乱、加强营养、控制血压血糖、改善肾性贫血、控制蛋白尿、控制骨矿物质代谢异常(钙磷代谢、骨病)等。

（龙　勇）

第二节　小石头惹大祸

【学习目标】

1.脓毒症的定义及诊断标准。

2.脓毒症的病理生理机制。

3.脓毒症的血流动力学管理。

4.泌尿系感染的细菌谱及抗生素的选择。

5.泌尿系结石及感染的手术指征及方式。

6.培养学生自主学习的意识和能力、医患沟通能力及团队合作能力。

【教师案例指引方案】

3~8 名住培学生组成学习小组，分三次教学活动完成本轮 PBL 教学。部分病例资料提前一周分享给学习小组，学生提前学习相关知识，组长提前对学习任务做好分工。课堂中，将病例资料分步提供给学生，教师隐藏病例线索并在恰当的时机提供病例线索。根据教学目标预设问题，学生自己提出、讨论及解决问题。当学生提出来的问题偏离了教学目标时，教师根据预设问题进行引导。课堂中，教师不提供任何问题的答案，由学习小组课后自主学习并在下次课堂汇报。

【课堂内时间安排】

1.一次课程时间：120 分钟。

2.教师介绍时间：5 分钟。

3.学生讨论时间：90 分钟。

4. 学生总结时间：15 分钟。

5. 教师总结与讲评时间：10 分钟。

◆ 第一幕　急起高热寒战

刘某，今年 87 岁，昨晚在家中突发畏寒、寒战、发热、出汗，自测体温最高达 39.8 ℃，无咳嗽、咳痰，无头痛头晕，无腹痛腹泻，伴尿频尿急，腰痛，无尿痛。早晨起来感全身乏力、精神差、食欲差，有恶心感，遂由其女儿送到中南大学湘雅医院急诊科诊治。

你是急诊科的值班医生，负责该患者首次接诊。分诊台测得的患者生命体征为：T 38.5 ℃，P 125 次/min，R 30 次/min，BP 100/50 mmHg，SPO$_2$ 99%。（以上资料可以提前一周发给学习小组）

教师指引学生讨论的问题

1. 提炼主诉与现病史。

2. 目前存在的问题与疾病的病理生理机制。

（1）发热的常见原因及诊治思路。

（2）发热的病理生理机制。

（3）尿路感染的临床表现。

3. 简述下一步需要补充的病史、重点部位体格检查及重点的检验检查。

提出需要补充的病史、重点部位体格检查及重点的检验检查后，提供如下资料：

刘某，男，87 岁，已婚，退休，9 月 26 日 9：00 就诊于急诊科。

主诉：畏寒发热 1 天。

现病史：家属代述患者于 9 月 25 日晚无明显诱因突发畏寒、寒战、发热、出汗，自测体温最高达 39.8 ℃，伴尿频尿急，腰痛，无尿痛，无咳嗽、咳痰，无头痛头晕，无腹痛腹泻。自行予以"布洛芬"退热、多饮水等对症处理无好转，并出现神志模糊，遂今晨来急诊科。起病以来，乏力、精神差，未进食。

既往史：有高血压病 15 年，否认糖尿病史，有泌尿系结石史，未手术治疗。

体查：T 38.5 ℃，P 130 次/min，R 32 次/min，BP 80/44 mmHg，意识模糊，体查欠合作，皮肤湿冷，颈软，双肺呼吸音低，未闻及干湿啰音，心率 130 次/min，律齐，腹平软，无压痛及反跳痛，肠鸣音弱。

急诊检验：WBC 19.3×10^9/L，中性粒细胞计数 18.3×10^9/L，中性粒细胞百分比 95.2%，Hb 123 g/L，PLT 72×10^9/L，PCT 6.01 ng/mL。

4. 总结患者的病例特点。

5. 目前的诊断及鉴别诊断。

6. 下一步需要完善的检验检查。

7. 用怎样的方式说服患者完成检查？

本幕结局与转归：评估危重程度，抗感染、退热等处理。

🔍 **本幕小结**

给出基本病例资料，引导学生总结病例特点，得出初步诊断，评估病情危重程度，拟定下一步的诊治措施。在整个过程中，要求学生掌握急性发热的急诊处理方案及危重患者的评估方案。熟悉感染性发热的抗生素选择。

◆ 第二幕 脓毒症的认识 ⟡⟡⟡

进一步完善急诊常规化验检查，主要结果如下：

尿常规：潜血(+++)，蛋白(+++)，脓细胞成堆，白细胞满视野。

生化：肝功能、电解质正常，肾功能示 Cr 449.4 μmol/L，尿素 16.68 mmol/L，BUA 439.8 μmol/L，Lac 1.72 mmol/L。

血气分析(吸氧浓度 33%)：pH 7.3，PaO_2 97 mmHg，$PaCO_2$ 42.3 mmHg，HCO_3^- 20.7 mmol/L，BE −6 mmol/L。

胸部影像(图 8-2-1)：双上肺后段继发性肺结核可能性大，双肺多发支气管扩张并有感染可能。

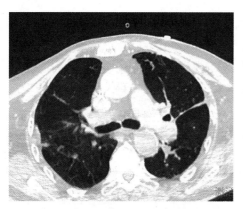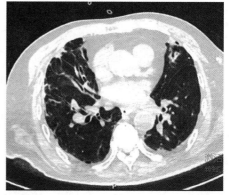

图 8-2-1 胸部影像

腹部超声：脂肪肝、胆囊充填型结石、胆囊炎；胆总管稍扩张；右肾肾实质病变(A级)，右肾小结石。

🔍 **教师指引学生讨论的问题**

1. 判读检验检查结果。
2. 该患者可能的诊断及该患者紧急处理方案。
3. 患者是否存在脓毒症？脓毒症诊断标准。
4. 如何液体复苏？
5. 简述血管活性药物的使用方法。

6.需要进一步监测的指标(CVP、床旁超声等)、中心静脉置管。

本幕结局与转归:经液体复苏后血压上升,但仍有发热。

🔑 **本幕小结**

给出主要的异常检查结果,引导学生对初步诊断提出疑问。在整个过程中,要求学生掌握检验检查结果的判读,分析患者是否存在休克。要求学生掌握休克的类型、休克的补液原则。根据检验检查结果进行下一步的明确诊断及进一步的处理,培养发散性的临床思维能力。

◆ **第三幕 外科手术干预** ━━━━━━━━━━━━━━ ◇◇

进一步补充检验检查结果:

尿培养:大肠埃希菌,对亚胺培南敏感。

血培养:大肠埃希菌,对亚胺培南敏感。

凝血功能:APTT 34.7 s,纤维蛋白原 5.06 g/L,D-二聚体 0.76 mg/L。

心电图:窦性心动过速,部分导联 ST-T 改变。

双肾、输尿管、膀胱 CT(图 8-2-2):膀胱结石,左侧输尿管下段结石,左肾感染性病变可能;右肾萎缩,右肾小结石可能。

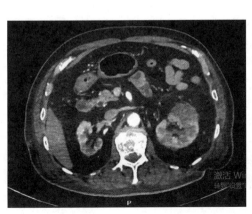
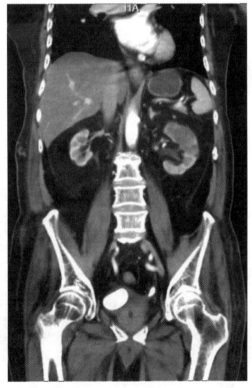

图 8-2-2 双肾、输尿管、膀胱 CT

教师指引学生讨论的问题

1. 总结病例特点。
2. 大肠埃希菌感染的抗生素选择。
3. 泌尿系结石及感染的手术指征及方式。

本幕结局与转归：完善术前检查，行急诊手术，全麻下输尿管镜左侧 D-J 管置入术。

本幕小结

最终给出病原学诊断，需要掌握更确切的治疗方案，引导学生在急诊科适时启动专科会诊，评估急诊手术指征。

（杨　宁）

第九章

风湿免疫系统急危重症

第一节　危机四伏的系统性红斑狼疮

【学习目标】

1. 掌握系统性红斑狼疮的诊断及常用治疗方案。
2. 熟悉系统性红斑狼疮危象的评估。
3. 熟悉系统性红斑狼疮的发病机制、病理生理改变。
4. 掌握系统性红斑狼疮常见的器官损害。
5. 培养学生自主学习的意识和能力、医患沟通能力及团队合作能力。

【教师案例指引方案】

3~8 名住培学生组成学习小组，分三次教学活动完成本轮 PBL 教学。部分病例资料提前一周分享给学习小组，学生提前学习相关知识，组长提前对学习任务做好分工。课堂中，将病例资料分步提供给学生，教师隐藏病例线索并在恰当的时机提供病例线索。根据教学目标预设问题，学生自己提出、讨论及解决问题。当学生提出来的问题偏离了教学目标时，教师根据预设问题进行引导。课堂中，教师不提供任何问题的答案，由学习小组课后自主学习并在下次课堂汇报。

【课堂内时间安排】

1. 一次课程时间：120 分钟。
2. 教师介绍时间：5 分钟。
3. 学生讨论时间：90 分钟。
4. 学生总结时间：15 分钟。

5. 教师总结与讲评时间：10 分钟。

◆ 第一幕　迷雾重重

小芳今年 19 岁，在皮鞋厂打工。最近 2 个月总觉得全身肌肉酸痛，她以为是工作太累了就没有重视。但是最近肌肉酸痛得越发厉害了，脸上开始长出一些红色斑块，皮肤也越来越干燥，还开始掉头发，嘴上也起了好几个泡，这让爱美的小芳难以接受。于是她在小诊所看了老中医，喝了几天中药，但是喝下去不但没有好转，反而开始肚子痛，吃不下东西，体重也不断减轻，最后还是请假去了当地医院看病。医院检查时发现小芳肚子里有很多水，利尿以后小芳觉得症状没有明显好转，肚子痛得反而更加厉害。于是今天早上在母亲的陪伴下来到了中南大学湘雅医院。

你是急诊科的白班值班医生，今天上午 9∶00 左右，小芳来到了分诊台，自称腹痛不适，在当地医院输液后没有缓解，仍觉得不适，遂来到急诊科。分诊台测生命体征：T 36.0 ℃，P 118 次/min，R 20 次/min，BP 84/61 mmHg，SPO$_2$ 95%。小芳入住抢救区后要求尽快查明病因，缓解腹痛及全身肌肉疼痛的症状。小芳又提到家庭经济条件不好，想少做点检查。（以上资料可以提前一周发给学习小组）

🔑 教师指引学生讨论的问题

1. 提炼主诉与现病史。

2. 目前存在的问题与可能的诊断。

3. 简述下一步需要补充的病史、重点部位体格检查及重点的检验检查。

提出需要补充的病史、重点部位体格检查及重点的检验检查后，提供如下资料：

小芳，女，19 岁，皮鞋厂工人，4 月 12 日 9∶00 就诊于急诊科。

主诉：面部红斑、全身肌肉酸痛 2 个月，腹痛 5 天。

现病史：2 个月前患者无明显诱因出现全身肌肉酸痛，面部蝶形红斑，脱发，口腔溃疡、畏光、全身皮肤干燥、停经，无关节红肿、发热、腹痛、呼吸困难，未诊治。近期服用中药后全身肌肉酸痛较前加重，伴全腹部胀痛、食欲欠佳、厌油，在夜间及饥饿时较重，进食或睡着后症状缓解，近期体重减轻 10 kg。

既往史：无特殊。

月经史：初潮 13 岁，5 天/28~30 天，平素月经规律，末次月经日期为 2022 年 2 月 10 日。否认性生活。

体格检查：T 36.0 ℃，P 118 次/min，R 20 次/min，BP 84/61 mmHg，SPO$_2$ 95%。神志清楚，营养差，面部可见蝶形斑，为暗红色，双唇可见多处溃烂结痂，张口受限，口腔黏膜观察欠佳。双肺未闻及干湿性啰音。心律齐，无杂音。腹部平软，可疑全腹压痛，无腹肌紧张，墨菲氏征阴性，可疑肝及肾区叩击痛，腹部移动性浊音阴性，肠鸣音正常。左侧腰背部大片皮肤干燥、脱屑，双手手指多发红紫色冻疮，双下肢皮肤有色素沉着。

4. 总结患者的病例特点。

5.目前的诊断及鉴别诊断。

6.下一步需要完善的检验检查。

本幕结局与转归：收住入院，完善检查，予以补液、止痛等处理后腹痛稍好转，晚上开始出现发热，体温 39 ℃，伴有意识障碍。

本幕小结

给出基本病例资料，引导学生总结病例特点，得出初步诊断，评估病情危重程度，拟定下一步的诊治措施。在整个过程中，要求学生掌握腹痛的急诊处理方案及危重患者的评估方案。

◆ 第二幕　浮出水面

说服患者，完善抽血检查，主要异常检查结果：

血常规：WBC $3.84×10^9$/L，Hb 64 g/L，中性粒细胞百分比71.90%，PLT $304×10^9$/L。

生化：ALT 44.8 U/ L，ALB 36.8 g/L，余正常。

炎症指标：PCT 0.113 ng/mL，ESR 119 mm/h，CRP 16.90 mg/L。

尿 HCG（-）。

自身免疫性抗体：

ANA：ANA 胞浆颗粒型 1：160（+）。

ENA14 项：抗核小体抗体（+），抗 M2 抗体（+），抗核糖体 P 蛋白抗体（+++），余阴性。

特发性炎症性肌病谱示抗核抗体 ANA：核颗粒型 1：1000（++）；胞浆颗粒型 1：320（+）。抗 Ku 抗体 IgG（+），抗 cN-1A 抗体 IgG（+++），抗 MDA5 抗体 IgG（+）。

余抗双链-DNA 抗体、类风湿因子的 IgG+IgA+IgM、抗心磷脂抗体 Ig（A/G/M）、抗环瓜氨酸肽抗体、血管炎三项 ANCN 均阴性。

教师指引学生讨论的问题

1.检查结果的判读。

2.该患者可能的诊断、治疗方案、病情判断。

3.病情变化原因的探讨。

4.下一步还需要完善的检查。

本幕结局与转归：患者仍有发热，意识障碍加重，嗜睡，并且反复腹痛，腹肌紧张。

本幕小结

给出主要的异常检查结果，引导学生得出确切诊断。在整个过程中，要求学生掌握检验检查结果的判读，分析患者出现发热及意识障碍的原因，要求学生掌握系统性红斑狼疮危象的评估及急危重症的判断，根据检验检查结果进行下一步的修正诊断及进一步的处理，培养发散性的临床思维能力。

◆ 第三幕　水落石出

补充资料：

肺部 CT：右肺散在小结节，较大者 LU-RADS 3 类。左侧少量胸腔积液，左下肺膨胀不全，心包少量积液。

腹部 CT 平扫：①胰腺形态饱满，胰周脂肪间隙欠清晰，必要时行 CT 增强扫描检查；②肝大、脾大、腹盆腔积液。

胃镜：非萎缩性胃炎（充血/渗出型）伴糜烂、胆汁反流。

脑脊液常规：无色透明，细胞总数 $60×10^6/L$，WBC $1×10^6/L$，潘氏试验阳性（+）。

脑脊液生化：葡萄糖 3.08 mmol/L。

脑脊液氯化物 129.4 mmol/L，脑脊液蛋白 296.00 mg/L，革兰氏染色未见细菌，墨汁染色阴性，抗酸染色（液基夹层杯法）未见抗酸杆菌。

尿培养：屎肠球菌，对利奈唑胺、高含量链霉素、米诺环素、四环素、替考拉宁、万古霉素、氯霉素敏感。

大便培养：无大肠杆菌，有大量类肠球菌及大量白念珠菌生长。

教师指引学生讨论的问题

1. 总结病例特点。
2. 系统性红斑狼疮常见临床表现。
3. 系统性红斑狼疮危象的处理及鉴别。

本幕结局与转归：入院后予环孢素+硫酸羟氯喹+甲泼尼龙抑制免疫，丙种球蛋白调节免疫，环丙沙星+氟康唑+替考拉宁抗感染，辅以抑酸护胃、补钙及补充维生素 D 等支持治疗后，最终患者意识清醒，反应可，面部暗红色蝶形斑面积较前减小，双唇溃烂部位愈合，腹痛症状较前明显好转。

本幕小结

根据上次讨论得出的诊断，结合进一步实验室检查，引导学生再次总结病例特点，鉴别系统性红斑狼疮危象合并多器官功能损害与其他疾病，拟定下一步诊治方案。教学过程中，带领学生掌握系统性红斑狼疮的诊断与处理方案，熟悉 SLE 病理生理机制、临床表现。讨论如何提高医患沟通技能和病史采集过程中获取信息的能力。

（张宏亮）

第二节 谜之发热、关节疼痛

【学习目标】

1. 掌握痛风的诊断与处理方案。
2. 熟悉发热的病因与分类。
3. 熟悉感染性疾病的诊断与分类。
4. 从发热合并关节疼痛的病例中提升急诊临床思维能力。
5. 培养学生自主学习的意识和能力、医患沟通能力及团队合作能力。

【教师案例指引方案】

3~8名住培学生组成学习小组,分四次教学活动完成本轮 PBL 教学。部分病例资料提前分享给学习小组,学生提前学习及了解相关知识,组长提前对学习任务做好分工。课堂中,将病例资料分步提供给学生,教师隐藏病例线索并在恰当的时机提供病例线索。根据教学目标预设问题,学生自己提出、讨论及解决问题。当学生提出来的问题偏离了教学目标时,教师根据预设问题进行引导。课堂中,教师不提供任何问题的答案,由学习小组课后自主学习并在下次课堂汇报。

【课堂内时间安排】

1. 一次课程时间:120 分钟。
2. 教师介绍时间:5 分钟。
3. 学生讨论时间:90 分钟。
4. 学生总结时间:15 分钟。
5. 教师总结与讲评时间:10 分钟。

◆ 第一幕 初次相遇

王某,一位身材魁梧的40岁男性,在夏日的一个夜晚和朋友聚餐时进食大量海鲜及啤酒,于第二天(8月18日)突起发热,自己测量体温为 39 ℃,并出现左侧趾指关节疼痛,疼痛剧烈,无法行走,妻子前往药店买药,告知药店店员相关症状后,店员考虑可能为痛风,推荐其购买一款止痛药,患者服用止痛药后疼痛稍好转,前往附近诊所就诊,诊所医生在体格检查中发现患者左侧跖趾关节红肿明显,触诊皮温高,诊断考虑痛风可能。予以地塞米松抗炎、补液、退热等处理后，患者体温逐渐降至正常，足部疼痛也缓解了，就在妻子陪伴下回家。当天夜里，患者感觉头晕头痛、浑身无力，身上很烫，再次测量体温为 39.8 ℃，吃了诊所开的退热药后，呕吐 2 次，呕吐物为晚饭的食物残渣，左侧趾指关节、膝关节、髋关节均逐渐开始出现疼痛，疼痛的感觉同前，妻子借来了轮椅后送患者前往医院就诊。

你是急诊科内科诊室的医生，8 月 19 日一早，该患者来到了你的诊室就诊，分诊台测生命体征：T 39 ℃，P 118 次/min，R 20 次/min，BP 132/82 mmHg，SPO_2 99%。（以上资料可以提前一周发给学习小组）

🔍 教师指引学生讨论的问题

1. 提炼该病例的主诉与现病史。
2. 目前存在的问题。
(1) 患者关节疼痛是否为痛风？
(2) 发热的原因是什么？
3. 简述下一步需要补充的病史、重点部位体格检查及重点的检验检查。
提出需要补充的病史、重点部位体格检查及重点的检验检查后，提供如下资料：
王某，男，40 岁，已婚，个体工商户，8 月 19 日 7：00 就诊于急诊科。

主诉：发热伴关节疼痛 1 天。

现病史：患者于 8 月 17 日晚餐进食海鲜及啤酒后，于 8 月 18 日上午出现发热，最高体温达 39 ℃，伴有左侧趾指关节疼痛、红肿、皮温升高、疼痛剧烈、无法行走，就诊于诊所，诊断考虑痛风，予以退热止痛处理后好转，后于 8 月 18 日夜间再次出现发热，体温至 39.8 ℃，感精神状态变差，除左趾指关节外，双侧膝关节、髋关节均开始出现红肿热痛；并伴有头晕头痛、乏力、咽痛，呕吐 1 次，呕吐物为胃内容物。为求诊治，遂入急诊科就诊。

既往史：高血压及脂肪肝病史。

一般检查：T 39 ℃，P 118 次/min，R 20 次/min，BP 132/82 mmHg，SPO_2 99%。神志清楚，口唇干燥苍白，急性病容，双肺未闻及干湿啰音，心率 118 次/min，律齐，腹软无压痛。双膝关节、髋关节及左趾指关节红肿，皮温升高。

4. 总结患者的病例特点。
5. 目前的诊断及鉴别诊断。
6. 下一步需要完善的检验检查。

🔍 本幕小结

给出基本病例资料，引导学生总结病例特点，得出初步诊断，评估病情危重程度，拟定下一步的诊治措施。在整个过程中，要求学生掌握痛风的诊断标准和发热的分类。

◆ 第二幕　再评患者

完善抽血检查，主要结果如下：

血常规：WBC 14.88×10^9/L，中性粒细胞绝对值 12.08×10^9/L。

炎症指标：CRP 183.9 mg/L；PCT 1.57 ng/mL。

生化：BUA 658 μmol/L。

教师指引学生讨论的问题

1. 检验结果判读。

2. 该患者可能的诊断、紧急处理方案，病情及预后判断。

3. 患者是否存在痛风？其诊断依据有哪些？

4. 发热病因探究：

(1)感染性？非感染性？

(2)可能的感染灶？

(3)可能的病原体是什么？

5. 修正诊断。

6. 还需要进一步询问哪些病史？还需要完善哪些体格检查、辅助检查？

7. 下一步的处理方案是什么？

本幕结局与转归：收入急诊科留观室，予补液、退热、抗感染、止痛等对症处理，并进一步完善结核抗体、输血前传染病筛查、免疫全套、结缔组织全套、肿瘤全套、甲状腺功能等检查。

本幕小结

给出主要的异常检查结果，引导学生对初步诊断提出疑问。在整个过程中，要求学生掌握检验检查结果的判读，分析患者是否满足痛风的诊断，要求学生掌握发热的类型、感染灶的定位。根据检验检查结果进行下一步的修正诊断及进一步的处理，培养发散性的临床思维能力。

◆ 第三幕　病情变化

16：20 发现患者昏迷，呼之不应。体查：T 39.7 ℃，P 96 次/min，BP 88/50 mmHg，R 20 次/min，深压眶无反应，颈动脉搏动存在，有自主呼吸，双侧瞳孔等大等圆，对光反射灵敏，心率 96 次/min，律齐，急查血糖 11.6 mmol/L。血气分析：PaO_2 65.2 mmHg，其余指标正常。

转入 ICU 继续治疗。

教师指引学生讨论的问题

1. 出现意识障碍及休克的原因。

2. 可能的诊断与鉴别诊断。

3. 下一步需要完善的检验检查。

根据学生提出的需要完善的检验检查资料,可补充以下资料:

结核抗体:阴性;T-SPOT 阴性。

输血前传染病筛查:阴性。

免疫全套+结缔组织全套:未见明显异常。

肿瘤全套:阴性。

甲状腺功能:未见异常。

心脏彩超:左心房正常高值,左心室壁增厚。

双下肢动静脉彩超:未见异常。

CT 示:头部 CT 平扫+CTA 未见明显异常。

肺动脉 CTA:肺动脉及其部分分支显影浅淡;造影剂存在充填不均可能,待删肺栓塞。

腹部 CT:左侧肾上腺稍增厚,性质待定,皮质增生?脂肪肝;右肾结石。

4. 结合目前出现的症状,须考虑病灶部位?

◆ 第四幕　柳暗花明

结合患者目前发热合并意识障碍及关节疼痛,须考患者为颅内疾患?为明确诊断还需补充哪些体查?需进一步完善哪些检查?

1. 补充体查:四肢肌力无法查,病理征阴性,脑膜刺激征阳性。

2. 补充病史:患者为生猪屠宰商户。

3. 完善相关检查。

头部 MRI 平扫+增强+MRA 示:双侧脑室后角、大脑大静脉池及右额叶脑沟异常信号伴强化,颅内感染性病变可能,建议进一步检查及复查。头部 MRA 未见明显异常。

完善腰穿,脑脊液检查结果:压力 350 mmH$_2$O,脑脊液常规示颜色淡黄;透明度微混;潘氏球蛋白定性试验阳性;细胞总数 2340×10^6/L;WBC 2180×10^6/L;多个核细胞比例 10%;单个核细胞比例 90%。脑脊液生化:总蛋白测定 6722 mg/L;乳酸脱氢酶 204 U/L;氯离子 110.6 mmol/L;ADA 4 U/L;葡萄糖 0.04 mmol/L;G 染色、墨汁染色、抗酸染色均为阴性。

4. 颅内感染的病因分类及鉴别诊断。

5. 病原体的明确:脑脊液 NGS 示猪链球菌;血液 NGS 示猪链球菌。

6. 自学猪链球菌的诊断依据、分析及治疗。

本幕结局与转归:患者明确为痛风合并猪链球菌感染所致的化脓性脑膜炎,治疗上予以青霉素 G 抗感染,并予以甘露醇脱水降颅压、营养神经、小剂量激素抗炎、降温、维持水电解质平衡等对症支持治疗；神志恢复清醒，无发热、关节疼痛、头痛不适，遗留双耳听力下降。

 本幕小结

　　患者随病情演变，出现与初次就诊不同的症状，并出现病情加重的情况，通过逐步抽丝剥茧，一步步明确了患者的诊断；引导学生再次总结病例特点，得出诊断，拟定下一步诊治方案。教学过程中，带领学生掌握痛风的诊断、感染性疾病的诊断与鉴别、感染灶的定位及病原体的寻找。

（刘怀政）

第十章

传染病急危重症

第一节　谁为三日霖，下潦一丈地

【学习目标】

1. 掌握急性腹泻的急诊处理方案。
2. 熟悉危重患者评估方法。
3. 熟悉发热、腹泻、低血压的病理生理机制。
4. 掌握肾综合征出血热的病理生理变化、诊断、鉴别诊断及急诊处理流程。
5. 从消化道症状起病合并休克的病例中提升急诊临床思维能力。
6. 培养学生自主学习的意识和能力、医患沟通能力及团队合作能力。

【教师案例指引方案】

3~8名住培学生组成学习小组，分两次教学活动完成本轮PBL教学。部分病例资料提前一周分享给学习小组，学生提前学习相关知识，组长提前对学习任务做好分工。课堂中，将病例资料分步提供给学生，教师隐藏病例线索并在恰当的时机提供病例线索。根据教学目标预设问题，学生自己提出、讨论及解决问题。当学生提出来的问题偏离了教学目标时，教师根据预设问题进行引导。课堂中，教师不提供任何问题的答案，由学习小组课后自主学习并在下次课堂汇报。

【课堂内时间安排】

1. 一次课程时间：120分钟。
2. 教师介绍时间：5分钟。
3. 学生讨论时间：90分钟。

4.学生总结时间：15 分钟。

5.教师总结与讲评时间：10 分钟。

◆ 第一幕 河鱼腹疾，奈何 ⟶⋯⋯⋯⋯⋯⋯⋯⋯⋯⋯⋯⋯◇◇

朱阿姨今年 40 岁，是一名农民，3 天前自觉受寒着凉后出现腹泻，解 6 次稀水样便，无黏液、脓血便，伴脐周阵发性疼痛，感觉全身没有力气，以为是着凉感冒了；第二天腹泻十余次，并开始出现低热，呈阵发性，最高体温 37.5 ℃，还怕冷，自己口服了"感冒灵""银黄软胶囊"，感觉没有好转，全身越来越没有力气，去了家附近的小诊所就诊，打了点针不见好转，医生建议她转到大医院就诊。

你是急诊科抢救一区的晚班值班医生，这天 20：00 左右，朱阿姨来到了分诊台，自称 3 天前受寒着凉后出现腹泻，在当地小诊所打针输液感觉没有好转，觉得全身越来越没有力气，诊所医生建议转到上级医院。以前有高血压，每天吃 1 片左旋氨氯地平，但没有监测过血压情况，三十余年前因"肠梗阻"做过手术。分诊台测生命体征：T 36 ℃，P 127 次/min，R 30 次/min，BP 83/60 mmHg，SPO$_2$ 92%。（以上资料可以提前一周发给学习小组）

🔑 教师指引学生讨论的问题

1.提炼主诉与现病史。

2.目前存在的问题与疾病的病理生理机制。

(1)腹泻、发热的病理生理机制。

(2)休克的病理生理机制。

3.简述下一步需要补充的病史、重点部位体格检查及重点的检验检查。

提出需要补充的病史、重点部位体格检查及重点的检验检查后，提供如下资料：

朱阿姨，女，40 岁，已婚，农民，11 月 15 日 19：51 就诊于急诊科。

主诉：腹泻 3 天，发热 2 天。

现病史：患者自述 11 月 12 日受寒着凉后出现腹泻，呈水样便，当天共 6 次，无黏液、脓血便，无里急后重感，伴全身乏力及脐周阵发性疼痛。患者自以为感冒，未特殊处理。次日腹泻十余次水样便，并开始出现畏寒发热，低热为主，体温 37.5 ℃，全天发热，无明显规律。在当地小诊所予"输液"处理，症状无好转，为进一步诊疗转中南大学湘雅医院。

既往史：有高血压病史多年，长期口服左旋氨氯地平，平素血压控制情况不详。三十余年前因肠梗阻行手术治疗，具体不详。

一般检查：T 36 ℃，P 127 次/min，R 30 次/min，BP 83/60 mmHg，SPO$_2$ 92%。转入抢救区后体格检查：神志清醒，精神欠佳，注射部位可见瘀斑。双肺呼吸音粗，心率 127 次/min，律齐，无杂音。腹平，腹部正中可见长约 15 cm 陈旧性手术瘢痕，下腹部稍压痛，无反跳痛，肠鸣音 12 次/min。双下肢无水肿。

患者入院后的主要结果如下：

血常规：WBC 53.5×10^9/L，Hb 170 g/L，中性粒细胞绝对值 40.3 ×10^9/L，中性粒细胞

百分比 75.3%，淋巴细胞计数 5.9×10⁹/L，淋巴细胞百分比 11%，单核细胞计数 6.8×10⁹/L，单核细胞百分比 12.8%，PLT 15×10⁹/L，网织红细胞计数 18.9×10⁹/L，中、晚幼粒细胞百分比 4%。

生化：ALB 24.3 g/L，胆红素正常，AST 59.5 U/L，ALT 145.9 U/L；BUN 16.56 mmol/L，Cr 231.5 μmol/L，BUA 556.2 μmol/L；LDH 1178 U/L，CK-MB 55.6 U/L，K⁺ 3.37 mmol/L，Na⁺ 129.3 mmol/L，Ca²⁺ 1.7 mmol/L，阴离子间隙 17.1 mmol/L，Lac 3.2 mmol/L；血淀粉酶正常，脂肪酶 282.1 U/L。

炎症指标：PCT 28 ng/mL，超敏肌钙蛋白 1.81 ng/mL，CRP 25.9 mg/L。

NT-proBNP：195.7 pg/mL。

凝血功能：APTT 55.5 s，PT 22.6 s，Fib 1.4 g/L，血浆纤维蛋白(原)降解产物 24.2 mg/L。

D-二聚体：2.5 mg/L。

血栓弹力图：凝血因子(R)10 min 延长，纤维蛋白原功能(K)11.8 min 延长，纤维蛋白原功能(ANGLE)20.4°降低，血小板功能(MA)31.3 mm 降低，凝血综合指数(Cl)-13.4 低凝，纤溶指标(LY 30)0%，纤溶指标(EPL)0%，血凝块力学强度(G) 2.28%。

血气分析：pH 7.37，PaO₂ 132 mmHg，BE -13 mmol/L，HCO₃⁻ 12.4 mmol/L，PCO₂ 21.4 mmHg。

免疫全套：补体 C₄ 正常，补体 C₃ 437 mg/L，免疫球蛋白 G、免疫球蛋白 A 正常，免疫球蛋白 M 3540 mg/L。

心脏彩超：室间隔基底部增厚，二、三尖瓣轻度反流，左心室顺应性减退(EF 73%)。

肺部 CT(图 10-1-1)：右中肺及右下肺感染可能，病原体待查；双肺多发结节，LU-RADS 2~3 类，建议 6~12 个月后复查；双肺尖胸膜下少许肺气肿。

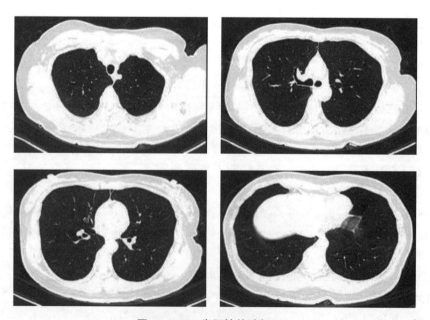

图 10-1-1　朱阿姨的肺部 CT

4. 异常实验结果判读，患者血象异常的原因可能是什么？是否存在脓毒症？

5. 总结患者的病例特点。

6. 目前的诊断及鉴别诊断，是否存在 MODS？

7. 下一步需要完善的检验检查。

本幕结局与转归：经积极补液（共输液 3000 mL）、美罗培南抗感染后，第二天患者血压已恢复正常，但持续无尿，未解大便，开始出现全身浮肿、气促。

🔍 **本幕小结**

给出基本病例资料，引导学生总结病例特点，得出初步诊断，评估病情危重程度，拟定下一步的诊治措施。在整个过程中，要求学生掌握急性腹泻的急诊处理方案、危重患者的评估方案，掌握脓毒症的定义及评分标准，掌握休克的定义、病理生理机制及补液原则。

◆ 第二幕　胸闷闷而倦极兮

患者入院后已无腹泻、发热，但开始出现呃逆、烦躁不安，气促加重，全身浮肿，皮肤大面积瘀斑，双肺可闻及细湿啰音。

进一步完善的检查结果：

ANA 谱测定+狼疮全套+抗"O"试验+类风湿因子：阴性。

病毒全套：巨细胞病毒抗体 IgM、EB 病毒抗体 IgM、柯萨奇病毒抗体 IgM、呼吸道合胞病毒抗体 IgM、腺病毒抗体 IgM、单纯疱疹病毒抗体 IgM 阴性。

血培养+厌氧培养（两套）：阴性。

彩超浅表淋巴结：双侧颈部、锁骨上窝、锁骨下、腋窝、腹股沟未见明显肿大淋巴结。

白血病流式细胞术：抗体检测范围内，中性粒细胞比例偏高，T 淋巴细胞可见 CD4/CD8 值减低，未见明显异常表型原始细胞，请结合临床及病理资料综合分析。

骨髓细胞学检查：骨髓增生明显活跃，中性中、晚幼及杆状核增加，呈轻度核左移，部分可见中毒颗粒及空泡变，幼红细胞减低，可见幼淋及异淋细胞，单核及浆细胞偏高。

血涂片：分布增宽，可见幼粒。

颅脑 CT 平扫：未见明显异常。

🔍 **教师指引学生讨论的问题**

1. 判读检验检查结果。

2. 患者烦躁不安、气促的原因是什么？

3. 患者休克纠正后持续无尿的原因分析，掌握急性肾功能损伤的常见病因及处理原则。

4. 该患者可能的诊断、紧急处理方案，病情判断。

5. 简述 CRRT 上机指征，CRRT 模式的选择。

6. 简述腰穿的适应证和禁忌证。

7. 简述肾综合征出血热的流行病学、病理生理机制、诊断及鉴别诊断、治疗原则。

本幕结局与转归：疾控中心报告汉坦病毒 IgM 弱阳性，IgG 阳性。经持续床旁血液滤过、维持内环境稳定等治疗，患者好转出院。

本幕小结

给出主要的异常检查结果，引导学生对初步诊断提出疑问。在整个过程中，要求学生掌握检验检查结果的判读，掌握气促的病因、休克的补液原则，分析患者是否存在心衰及肺部感染，掌握急性肾功能衰竭的急诊处理方案，掌握肾综合征出血热的病理生理机制、临床表现及处理原则。

（李　佳）

第二节　发热待查

【学习目标】

1. 掌握急性发热的急诊处理方案。
2. 掌握起搏器囊袋感染的常见病原体及治疗方案。
3. 掌握发热查因的诊疗思路。
4. 掌握气促查因的病理生理、诊断、鉴别诊断及急诊处理流程。
5. 从发热查因的病例中提升急诊临床思维能力。
6. 培养学生自主学习的意识和能力、医患沟通能力及团队合作能力。

【教师案例指引方案】

3~8 名住培学生组成学习小组，分三次教学活动完成本次 PBL 教学。将病例资料分步提供给学生，学生提前学习相关知识，组长提前对学习任务做好分工。课堂中，将病例资料分步提供给学生，教师隐藏病例线索并在恰当的时机提供病例线索。根据教学目标预设问题，学生自己提出、讨论及解决问题。当学生提出来的问题偏离了教学目标时，教师根据预设问题进行引导。课堂中，教师不提供任何问题的答案，由学习小组课后自主学习并在下次课堂汇报。

【课堂内时间安排】

1. 一次课程时间：90 分钟。
2. 教师介绍时间：5 分钟。
3. 学生讨论时间：60 分钟。
4. 学生总结时间：15 分钟。
5. 教师总结与讲评时间：10 分钟。

◆ 第一幕　急性发热，缘起为何 ◇◆

张某某，57 岁，已婚男性，农民，2020 年 3 月 7 日无缘无故冷得发抖，并且觉得左侧胸前区起搏器安装部位瘙痒，感觉局部肿起来了，在家测量体温发现发热了，最高体温达 39 ℃。他第二天去医院检查，做了 B 超发现起搏器囊袋积液，医生怀疑是起搏器囊袋感染，建议抗感染治疗，因为各种原因就回当地了。在当地某医院打了一个星期消炎针，每天发热持续的时间稍微短一些，但还是高烧，每天最高体温都超过 39 ℃，3 天前开始觉得喘不上气来，病情越来越严重了。

你是急诊科抢救区的白班值班医生，接诊了该患者，自诉发热十多天，现在稍微活动就喘不上气。分诊台测生命体征：T 38.7 ℃，P 125 次/min，R 31 次/min，BP 125/90 mmHg，SPO$_2$ 96%。（以上资料可以提前一周发给学习小组）

教师指引学生讨论的问题

1. 提炼主诉与现病史。
2. 目前存在的问题与疾病的病理生理机制。
(1) 急性发热的常见病因。
(2) 气促的病理生理机制。
3. 简述下一步需要补充的病史、重点部位体格检查及重点的检验检查。
提出需要补充的病史、重点部位体格检查及重点的检验检查后，提供如下资料：
张某某，男，57 岁，已婚，农民，3 月 15 日 16：08 就诊于急诊科。
主诉：发热 10 天，气促 3 天。
现病史：3 月 7 日无明显诱因出现发热，最高体温 39 ℃，伴畏寒、寒战，全天发热无规律，自觉胸前区起搏器安装部位瘙痒、肿大。3 月 8 日就诊于中南大学湘雅医院急诊科，完善体表彩超提示"起搏器周边局部积液，液暗区较深处 11 mm，周边脂膜炎"，考虑"起搏器囊袋感染"。患者回当地医院治疗，予"头孢他啶+克林霉素"抗感染 1 周，发热持续时间较前缩短，但最高体温无下降趋势。3 月 12 日开始出现气促，无咳嗽，夜间可平卧。
既往史：2 型糖尿病、扩张型心肌病、高血压病，2018 年 5 月在当地某医院行 CRT-D 植入术。否认伤寒、结核、肝炎等传染病史。
一般检查：T 38.7 ℃，P 125 次/min，R 31 次/min，BP 125/90 mmHg，SPO$_2$ 96%。
神志清楚，步行入院，左侧胸前区起搏器植入处局部皮肤无发红，轻压痛，无明显波动感。双肺未闻及干湿啰音，心率 125 次/min，律齐。腹软，未见胃肠型及蠕动波，无压痛、反跳痛。双下肢轻度凹陷性水肿。
辅助检查资料：
2018 年 2 月 1 日因"心衰"住院时肺部 CT（图 10-2-1）：右肺门软组织密度影，右上肺后段胸膜下病变，右侧胸膜增厚：性质待定，肿瘤性病变？结核？
2020 年 3 月 8 日肺部 CT（图 10-2-2）：双肺未见明显异常。

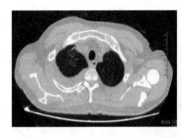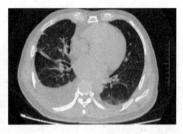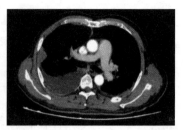

图 10-2-1　肺部 CT(2018 年 2 月 1 日)

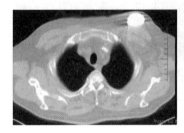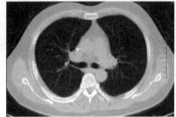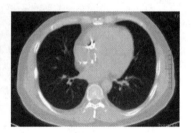

图 10-2-2　肺部 CT(2020 年 3 月 8 日)

诊治过程:

完善相关检查,主要结果如下:

血常规:WBC 10.8×10⁹/L, Hb 105 g/L, 中性粒细胞绝对值 8.1×10⁹/L, 淋巴细胞计数 1×10⁹/L, PLT 47×10⁹/L, 单核细胞计数 1.6×10⁹/L。

生化:胆红素、ALT、AST 正常;肾功能正常;LDH 620 U/L;血糖 14 mmol/L。

炎症指标:PCT 0.46 ng/mL; CRP 116 mg/L; ESR 4 mm/h。

NT-proBNP:916 pg/mL。

血培养(3 月 9 日):阴性。

心脏彩超:全心增大,左心功能减退(EF 42%)。

彩超体表:起搏器周边局部积液,液暗区较深处 7 mm,周边脂膜炎。

肺部 CT(图 10-2-3):双肺感染性病变较前明显。纵隔内可见大小不等淋巴结。双侧胸腔积液,心包少量积液。

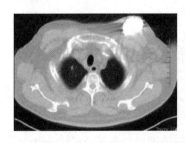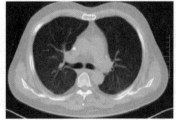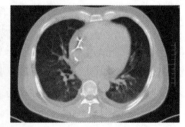

图 10-2-3　肺部 CT(2020 年 3 月 16 日)

1. 总结患者的病例特点。

2. 判读检验检查结果。患者发热的原因是什么？

3. 患者是否存在起搏器囊袋感染？该部位感染的常见病原体有哪些？如何选择抗生素？

4. 患者气促的原因是什么？

5. 下一步还需要完善的检查及治疗方案。

本幕结局与转归：万古霉素+莫西沙星抗感染治疗，体温恢复正常，患者气促进行性加重，予以降级抗生素，停用万古霉素，继续保留莫西沙星。

本幕小结

给出基本病例资料，引导学生总结病例特点，得出初步诊断，评估病情危重程度，拟定下一步的诊治措施。给出主要的异常检查结果，引导学生对初步诊断提出疑问。在整个过程中，要求学生掌握急性发热的急诊处理方案、危重患者的评估方案；熟悉发热、气促的病理生理机制。

◆ 第二幕　气促加重，山重水复

补充病史：患者3月16日开始万古霉素+莫西沙星抗感染治疗，3月23日收入心内科继续上述方案抗感染、改善心功能等治疗，至3月28日因体温逐渐恢复正常，停用万古霉素，继续莫西沙星抗感染。患者气促症状仍进行性加重，于3月28日复查肺部CT示"双肺间质性肺水肿并感染"。

补充体查：

左胸前起搏器植入处局部皮肤无明显红肿，压痛症状基本消失；双肺可闻及散在湿啰音。

1. 双肺间质性肺水肿的常见病因有哪些？

2. 患者抗感染治疗是否有效？

3. 简述下一步需要完善的检验检查。

根据学生提出的需要完善的检验检查资料，可补充以下资料：

血培养（3月20日、3月23日）：血培养均为阴性。

血mNGS测序（3月22日）：EBV序列数15。

血气分析（3月19日）：pH 7.46，FiO_2 40%，PaO_2 51 mmHg，$PaCO_2$ 21.8 mmHg，BE −8 mmol/L，HCO_3^- 15.6 mmol/L，$A\text{-}aDO_2$ 70 mmHg。

3月15日至3月23日血常规变化趋势见表10-2-1。

表 10-2-1　血常规变化趋势 1

日期	WBC/ ($10^9 \cdot L^{-1}$)	中性粒 细胞计数/ ($10^9 \cdot L^{-1}$)	淋巴细胞计数 /($10^9 \cdot L^{-1}$)	单核细胞计数 /($10^9 \cdot L^{-1}$)	RBC/ ($10^9 \cdot L^{-1}$)	Hb/ ($10^9 \cdot L^{-1}$)	PLT/ ($10^9 \cdot L^{-1}$)
3 月 15 日	10.8	8.1	1	1.6	3.82	105	47
3 月 16 日	9.9	5.8	2.2	1.9	3.63	101	35
3 月 17 日	4.4	3.5	0.4	0.5	3.47	95	32
3 月 19 日	6.3	3.6	2.1	0.6	3.63	100	44
3 月 22 日	2.4	1.7	0.4	0.3	3.32	89	55
3 月 23 日	2.4	1.7	0.4	0.3	3.19	87	70

NT-proBNP：3773.7 pg/mL。

肺部 CT（图 10-2-4）：双肺感染性病变较前明显。纵隔内可见大小不等淋巴结。双侧胸腔积液，心包少量积液。

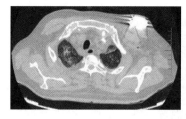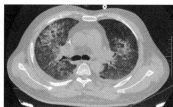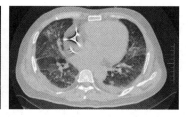

图 10-2-4　肺部 CT（2020 年 3 月 28 日）

3 月 24 日复查心脏彩超：心脏起搏器植入术后，左心房、左心室增大，左心功能减退（EF 32%），主动脉增宽，左心室局部肌小梁增多，少量心包积液。

4. 总结病例特点，分析可能的诊断及鉴别诊断。

5. 患者三系减少的原因可能是什么？

6. 患者的肺部病灶进展考虑什么原因？

根据学生提出的需要完善的检验检查资料，可进一步补充以下资料：

痰培养、肺泡灌洗液细菌培养（-）。

结核抗体 IgG（+），BALF：GeneXpert MTB/RIF（-），抗酸染色（-）。

G 试验、GM 试验（-），痰真菌培养（-）。

血病毒全套（-），呼吸道九联检（-）。

尿沉渣镜检：真菌 23.1 个/μL，酵母样菌孢子（1+），细菌 85.8 个/μL。

BALF mNGS 测序：放线菌属（序列数 1353）、白念珠菌（序列数 1154）、金氏菌属（828）、巨球菌属（393）。

免疫学检查：血管炎三项、pANCA、cANCA、ANA 谱（-）。

4月1日至4月8日血常规变化趋势见表10-2-2。

表 10-2-2　血常规变化趋势 2

日期	WBC/ $(10^9 \cdot L^{-1})$	中性粒细胞计数/ $(10^9 \cdot L^{-1})$	淋巴细胞计数 / $(10^9 \cdot L^{-1})$	单核细胞计数 / $(10^9 \cdot L^{-1})$	RBC/ $(10^9 \cdot L^{-1})$	Hb/ $(10^9 \cdot L^{-1})$	PLT/ $(10^9 \cdot L^{-1})$
4月1日	2.0	1.3	0.4	0.3	3.48	96	120
4月2日	2.4	1.4	0.5	0.4	3.53	97	125
4月4日	2.0	1.2	0.3	0.3	3.60	98	132
4月7日	1.9	1.2	0.4	0.3	3.28	88	129
4月8日	2.3	1.5	0.4	0.3	3.28	88	137

7. 下一步的处理方案是什么？

本幕结局与转归：患者 2020 年 4 月 1 日由心内科转入呼吸 ICU，停莫西沙星，改为利奈唑胺 0.6 g Q12h（4 月 1 日—4 月 7 日）抗感染，控制出、入水量，体温持续正常。4 月 7 日复查肺部 CT（图 10-2-5）：与 4 月 2 日对比，双肺间质性肺水肿并感染较前稍吸收好转。因体温持续正常，气促症状好转，患者拒绝骨髓穿刺，于 4 月 9 日出院，回当地继续口服头孢克肟分散片 0.1 g Bid + 氟康唑胶囊 200 mg Qd。

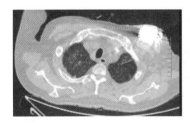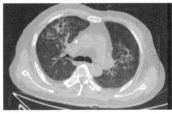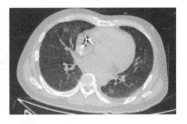

图 10-2-5　肺部 CT（2020 年 4 月 7 日）

🔑 **本幕小结**

根据第一次讨论得出的与初步诊断不相符的症状、体征、实验室检查，进一步引导学生探讨治疗后患者体温控制，但肺部病灶进展的原因，拟定下一步诊治方案。教学过程中，带领学生掌握气促查因的急诊思维及处理流程、社区获得性肺炎及医院获得性肺炎的诊断与鉴别诊断，掌握三系减少的常见病因。

◆ 第三幕 再次发热，柳暗花明 ────────◇◇

补充病史：患者 4 月 9 日出院，4 月 15 日体温再次升高，每日均自觉有发热，最高体温为 37.8 ℃，全天发热无规律，稍感畏寒，无寒战，伴咳嗽，咳少量白色稀薄黏痰，痰液无拉丝状。无盗汗等其他伴随症状。4 月 20 日再次入院，予哌拉西林钠他唑巴坦钠 4.5 g Q8h 以抗感染。

教师指引学生讨论的问题

1. 总结病例特点。

2. 总结患者抗生素使用与病情变化的对应情况。

3. BALF mNGS 测序结果解读。

4. 简述骨髓穿刺、骨髓活检适应证及禁忌证。

5. 下一步的诊疗方案是什么？

根据学生提出的需要完善的检验检查资料，可补充以下资料：

本次住院资料：

细菌学检查：痰培养(−)；4 月 20 日至 4 月 30 日 3 次血培养(−)。

病毒相关检查：血 EBV-DNA 597.8 IU/mL。

真菌检查：真菌培养(−)，G 试验、GM 试验(−)，大、小便常规霉菌孢子、菌丝(−)。

寄生虫检查：嗜酸性粒细胞正常，大便寄生虫卵(−)。

结核检查：结核抗体 IgG(+)，IgM(−)，γ-干扰素释放试验(+)，痰抗酸染色(−)，肺泡灌洗液 MTB-DNA(−)。

免疫学检查：免疫全套、风湿全套、狼疮全套、ANA 谱、ANCA、血管炎三项、抗 CCP 抗体(−)。

肿瘤学检查：癌抗原 125(CA125) 84.48 U/mL，糖类抗原 19-9(CA19-9) 48.04 ng/mL。肺癌五项：神经元特异性烯醇化酶 22.78 ng/mL。

内分泌检查：甲功三项(−)。

血液系统检查：(4 月 23 日完善骨髓穿刺)形态学(−)；血细胞簇分化抗原 CD 检测十三项(−)；染色体核型分析(−)；荧光原位杂交(FISH)(−)。

2020 年 4 月 21 日复查肺部 CT(图 10-2-6)：与 2020 年 4 月 7 日对比，双肺间质性肺水肿并感染较前稍吸收好转；新见胆囊窝积液。

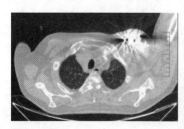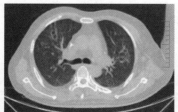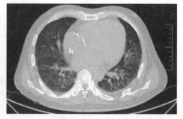

图 10-2-6　肺部 CT(2020 年 4 月 21 日)

第三次入院体温变化情况(图 10-2-7)。

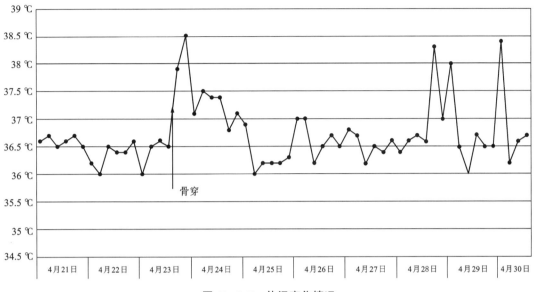

图 10-2-7　体温变化情况

4 月 30 日骨髓病理结果回报:骨小梁间区多灶可见上皮样细胞构成的上皮样结节,周边纤维组织灶轻度增生,内见少量淋巴细胞、浆细胞及朗格汉斯细胞浸润。考虑为骨髓增殖性结核。

本幕结局与转归:患者 5 月 7 日开始四联抗结核治疗(异烟肼 0.3 g/日+利福喷丁 0.6 g/周+乙胺丁醇 0.75 g/日+左氧氟沙星 0.5 g/日)。5 月 13 日在治疗过程中再次出现起搏器囊袋肿胀,伤口红肿,于 6 月 4 日顺利拔除电极,起搏器囊袋分泌物抗酸染色(+)。5 月 30 日痰涂片抗酸染色(+),6 月 4 日痰结核分枝杆菌培养阳性。

本幕小结

患者长程发热、气促,一波未平一波又起,病程反复,在上一幕治疗后患者肺部症状及影像学均好转,但本幕中患者再次出现发热。讨论抗感染治疗是否有效,并引导学生给出必要的检验检查结果,拟定下一步诊治方案。教学过程中,带领学生总结抗生素的使用与患者病情变化的对应情况,观察抗感染治疗疗效;掌握骨髓穿刺及骨髓活检的适应证。对于长程发热患者,通过学习提高学生在患者复杂的诊疗过程中获取信息的能力及总结病例的能力。

(李　佳)

第十一章

中毒急症

第一节 不明原因的意识障碍

【学习目标】

1. 掌握意识障碍患者的识别、评估、分型及急诊处理流程。
2. 掌握呼吸衰竭的分型及处理。
3. 熟悉急危重症患者的评估及处理。
4. 掌握有机磷农药中毒的病理生理机制、实验室检查及治疗原则。
5. 掌握常见的农药中毒的诊断、鉴别、紧急抢救措施及特效解毒剂。
6. 掌握有机磷农药中毒的急诊处理。
7. 培养学生的临床思维及自主思考能力。

【教师案例指引方案】

3~8名住培学生组成学习小组，分两次教学活动完成本轮PBL教学。部分病例资料提前一周提供给学习小组，学生提前熟悉了解相关知识。课堂上，引导学生围绕教学目标，层层深入了解病例发生、发展情况，对病例进行逐步分析讨论。

【课堂内时间安排】

1. 一次课程时间：120分钟。
2. 教师介绍时间：5分钟。
3. 学生讨论时间：90分钟。
4. 学生总结时间：15分钟。
5. 教师总结与讲评时间：10分钟。

◆ 第一幕 山穷水尽

刘某，今年45岁，是一名公务员，有两个子女，都在外地求学，昨日正好是周末，遂和妻子回乡下老家看望父母，下午接到同事的电话后，就独自一人回到了城里，妻子则留在老家过夜。第二天早上妻子打电话给刘某让他来接她回家，但是刘某的电话怎么也拨不通，于是便自己搭车返回城里，8：45回到家后，发现刘某躺在床上，口周及身旁可见大量呕吐物，怎么叫都没有反应，就立即拨打120急救电话，由救护车送至医院就诊。

你是急诊科抢救区的值班医生，这天上午救护车将刘某送来，120医生与你交流相关病史。今晨8：50接到急救电话，9：00到达患者家中，患者意识障碍，呼之不应，口周及身旁可见大量呕吐物，伴大、小便失禁。测得生命体征：T 36.6 ℃，P 50 次/min，R 26 次/min，BP 125/60 mmHg，SPO$_2$ 90%。（以上资料可以提前一周发给学习小组）

教师指引学生讨论的问题

1. 提炼主诉与现病史。
2. 简述意识障碍的识别、评估、分型及临床表现。
3. 简述意识障碍的病因及生理机制。
4. 简述意识障碍的急诊处理方法。
5. 简述该患者的意识障碍类型。
6. 简述下一步需要补充的病史、重点部位体格检查及重点检验检查。

本幕小结

结合基本的病例资料，引导学生思考、讨论，进行病例的归纳总结，得出下一步需要补充的病史、体格检查及检验检查。在整个过程中，要求学生掌握意识障碍的识别、评估、分型及急诊处理流程。

◆ 第二幕 抽丝剥茧

提出需要补充的病史、重点部位体格检查及检验检查后，提供如下资料：

刘某，男，45岁，已婚，公务员，8月19日9：10到急诊科。

主诉：被发现意识障碍25分钟。

现病史：患者8月19日8：45被发现出现意识障碍，呼之不应，口周及身旁可见大量呕吐物，伴大、小便失禁，无四肢抽搐，无口吐白沫，于9：10送入急诊科。

既往史：有高血压病史，最高血压165/98 mmHg，长期服用左旋氨氯地平片2.5 mg Qd治疗，血压控制在正常范围内。

一般检查：T 36.5 ℃，P 51 次/min，R 25 次/min，BP 130/72 mmHg，SPO$_2$ 88%。神志

昏迷，双侧瞳孔直径约 2 mm，对光反射迟钝，口鼻可闻及刺鼻气味，全身皮肤湿冷，双肺呼吸音正常，可闻及大量湿性啰音，心律齐，腹软，肝脾未触及，双下肢无浮肿，四肢肌力不能配合，病理征阴性。

立即完善检查，主要结果如下：

随机血糖：7.8 mmol/L。

血气分析：pH 7.38，$PaCO_2$ 35 mmHg，PaO_2 55 mmHg，Na^+ 140 mmol/L，K^+ 4.3 mmol/L，Lac 2.2 mmol/L，BE −4.4 mmol/L。

心电图：窦性心动过缓。

病情变化及病情处理：

立即予以洗胃处理，随后患者呼吸困难加重，全身发绀，血氧饱和度降至 65%，立即予以气管插管，呼吸机辅助呼吸治疗。

教师指引学生讨论的问题

1. 总结病例特点。
2. 目前患者可能的诊断。
3. 急危重症患者的评估及急诊处理。
4. 患者是否存在呼吸衰竭？
(1) 如果是，分析呼吸衰竭的类型。
(2) 呼吸衰竭的病理生理机制。
5. 还需要进一步询问哪些病史、进行哪些体格检查？
6. 为什么患者在洗胃过程中会出现呼吸困难加重及血氧饱和度下降？

本幕小结

通过病史的梳理、归纳，引导学生得出可能的诊断。在整个过程中，要求学生掌握检验、检查的判读，分析患者是否存在呼吸衰竭，掌握呼吸衰竭的类型、急危重症患者的评估及处理，并根据现有的病例资料引导学生进行下一步的病情处理，提高自主思考能力。

◆ 第三幕　柳暗花明

补充病史：刘某平时与人和善，与邻里相处融洽，家庭幸福美满，在当地过着小康生活，平日里喜欢投资理财，近段时间投资理财呈亏损状态，且刘某的妻子在家里的垃圾桶里发现一个丢弃的甲胺磷的瓶子。

补充体格检查：膀胱叩诊呈浊音。

完善检查，主要结果如下：

血常规：WBC 15.95×10^9/L，中性粒细胞百分比 82.50%，PLT 341×10^9/L，Hb 153.0 g/L。

生化：Cr 96.20 μmol/L；CK 174.0 U/L，CK-MB 88.0 U/L，血淀粉酶；肝功能、电解质未见明显异常；ChE 1270 U/L。

凝血功能：正常。

头部 CT 检查，结果如下（图 11-1-1）。

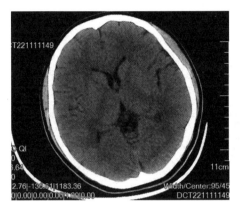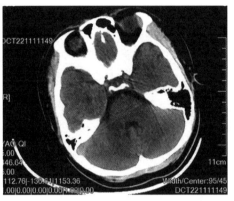

图 11-1-1 患者头部 CT 图

肺部 CT 检查，结果如下（图 11-1-2）。

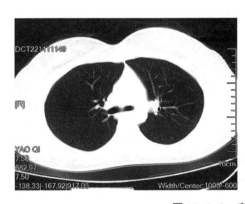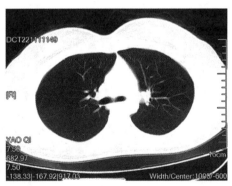

图 11-1-2 患者肺部 CT 图

教师指引学生讨论的问题

1. 总结病例特点，作出对患者的诊断及鉴别诊断。

2. 有机磷农药中毒的急诊处理、急救措施及特效解毒剂。

3. 有机磷农药的病理生理机制、实验室检查、治疗方法及原则。

4. 常见农药中毒的类型及诊断。

5. 常见农药中毒的急救措施、治疗原则及相关的特效解毒剂。

6. 急性肾损伤的生理病理机制。

本幕的结局与转归：予以阿托品、碘解磷定治疗，并积极行血液净化治疗，辅以吸附、导泄、促排、保护脏器等对症支持治疗。1周后，患者好转出院。

本幕小结

以意识障碍为表现引入主题，使学生熟悉意识障碍的类型评估及判断，从简单病史入手，引导学生思考、归纳、总结病例特点，学会正确的病史采集及书写规范，并掌握呼吸衰竭的分型及处理。通过引导逐步深入病史的采集、体查、辅助检查，提升学生的临床思维能力，并掌握各类型农药中毒的紧急抢救措施及相关特效解救药物，熟悉其病理生理机制、临床表现及相关并发症。

（易 峰）

第二节 不明动物咬伤案例

【学习目标】

1. 了解蛇毒毒素的分类。
2. 掌握蛇咬伤的临床表现和诊断。
3. 掌握蛇咬伤的急诊处理和解毒治疗。
4. 从急性呼吸衰竭的病例中提升急诊临床思维能力。
5. 培养学生自主学习的意识和能力、医患沟通能力及团队合作能力。

【教师案例指引方案】

3~8名住培学生组成学习小组，分三次教学活动完成本轮 PBL 教学。部分病例资料提前一周分享给学习小组，学生提前学习相关知识，组长提前对学习任务做好分工。课堂中，将病例资料分步提供给学生，教师隐藏病例线索并在恰当的时机提供病例线索。根据教学目标预设问题，学生自己提出、讨论及解决问题。当学生提出来的问题偏离了教学目标时，教师根据预设问题进行引导。课堂中，教师不提供任何问题的答案，由学习小组课后自主学习并在下次课堂汇报。

【课堂内时间安排】

1. 一次课程时间：120 分钟。
2. 教师介绍时间：5 分钟。
3. 学生讨论时间：90 分钟。
4. 学生总结时间：15 分钟。
5. 教师总结与讲评时间：10 分钟。

◆ 第一幕　奇怪的乏力、呼吸困难

李某，27 岁女性，务农，突发乏力、呼吸困难 1 天后来院。患者 1 天前突发乏力，逐渐出现呼吸困难，无咳嗽、咳痰，无发热，无头晕、头痛，无呕吐腹泻，近日无感冒病史；自服"消炎药物"不能缓解，入当地诊所诊治，完善血常规、肺部 X 线片检查，疑诊为肺部感染，对症治疗效果不佳，呼吸困难逐渐加重，入当地医院行血气分析检查发现 pH 7.32，二氧化碳分压 78 mmHg，氧分压 67 mmHg，氧饱和度 86%，实际碱剩余 −1 mmol/L，实际碳酸氢根 28.8 mmol/L，患者逐渐出现嗜睡样神志，无胡言乱语，无二便失禁，无抽搐，无呕吐。家属立即联系救护车转诊来中南大学湘雅医院。急诊预检分诊时发现患者 T 36.5 ℃，P 55 次/min，R 20 次/min，BP 135/89 mmHg，SPO$_2$ 83%；嗜睡样神志，瞳孔等大等圆，直径约 3 mm，对光反射存在。患者被分诊至急诊红区抢救室，你作为当日抢救室的值班医生，负责该患者首次接诊。（以上资料可以提前一周发给学习小组）

教师指引学生讨论的问题

1. 提炼主诉与现病史。

2. 简述目前存在的问题与疾病的病理生理机制。

（1）呼吸困难的类型和病理生理机制。

（2）复视、乏力、呼吸困难、意识改变诊断的临床思路。

（3）血气分析结果的判读。

3. 根据不同类型呼吸困难的发病机制，简述下一步需要补充的病史、重点部位体格检查及重点的检验检查。

提出需要补充的病史、重点部位体格检查及重点检验检查后，提供如下资料：

李某，女，27 岁，已婚，务农，7 月 30 日 9∶00 就诊于急诊科。

主诉：突发复视、乏力、呼吸困难 1 天，加重伴意识障碍半天。

现病史：患者 1 天前在务农、劳动后出现复视、乏力，务农、劳动后休息时出现肢体乏力，初无呼吸困难，无头痛，无呕吐，无咳嗽、咳痰，无胸痛，后逐渐出现呼吸困难，进行性加重，伴自觉精神差，无发热，无畏寒、寒战，无呕吐，无腰背痛、肌痛；在当地医院检查发现二氧化碳潴留，肺部 X 线片示右侧中下肺少许斑片影，诊断为肺部感染。半天前开始，逐渐出现意识障碍，呈精神差、嗜睡样，无抽搐、呕吐，无失禁，无偏瘫、偏盲。

既往史：有哮喘病史，近数年未发作，无结核病史，无冠心病、糖尿病病史；嗜烟，不饮酒，无食物、药物过敏史。

一般检查：T 36.5 ℃，P 52 次/min，R 15 次/min，BP 135/89 mmHg，SPO$_2$ 81%。神志嗜睡，唤醒后言语尚清，定位、定向力基本正常，可基本遵嘱活动，双眼睑下垂，双侧瞳孔等大等圆，直径约 3 mm，对光反射正常。口唇、肢端稍发绀，无杵状指、桶状胸，肋间隙增宽，双肺呼吸音低，无明显湿啰音，无哮鸣音，心率 52 次/min，律齐，腹部体格检查无异常，双下肢无水肿。

4. 总结患者的病例特点。

5. 简述目前的诊断及鉴别诊断。

6. 简述下一步需要完善的检验检查。

7. 简述患者目前诊治的重点和目标。

本幕结局与转归：氧疗后呼吸无明显改善，意识障碍未缓解。

本幕小结

给出基本病例资料，引导学生总结病例特点，得出初步诊断，评估病情危重程度，拟定下一步的诊治措施。在整个过程中，要求学生掌握意识障碍的分类和评估方法，熟悉呼吸困难的原因和了解各型呼吸困难病理生理机制。

◆ 第二幕　先瞄准还是先开枪

完善抽血检查，主要结果如下：

血常规：WBC $11.9×10^9$/L, Hb 128 g/L, 中性粒细胞绝对值 $7.83×10^9$/L, 中性粒细胞百分比 65.8%，PLT $110×10^9$/L。

生化：ALB 36.4 g/L；血脂，电解质、胆红素、转氨酶、肾功能正常；血糖 5.78 mmol/L；LDH 97 U/L, CK 200.1 U/L, CK-MB 28.6 U/L, Mb 117 μg/mL。

炎症指标：PCT 0.34 ng/mL, CRP 33.56 mg/L。

NT-proBNP：正常。

肌钙蛋白：正常。

血气分析：pH 7.22, PCO_2 89 mmHg, PaO_2 71 mmHg, SPO_2 76%, BE 4 mmol/L, HCO_3^- 29.4 mmol/L。

头、肺部 CT 结果：未见异常。

教师指引学生讨论的问题

1. 如何对检验检查结果进行判读？

2. 简述该患者可能的诊断、病情判断。

3. 如何解读患者乏力、呼吸困难进而出现意识改变的病理生理过程？多个器官/系统的症状能否用一个疾病解释？

4. 呼吸困难加重、二氧化碳潴留加重的结果如何解读？

5. 目前最紧急的处理应该是什么？

6. 掌握气管插管术的指征、禁忌证，熟悉气管插管方法，了解气管导管拔管的指征。

本幕结局与转归：气促，呼吸困难较前好转，氧合指数较前上升，予以美罗培南抗感染，但仍有持续发热。

本幕小结

给出主要的异常检查结果，在整个过程中，要求学生掌握检验检查结果的判读。引导学生重点关注呼吸、心率、血氧、神志状态等基本生命参数的变化，理解急诊"先救命、再治病"的急诊思维；引导学生根据检验检查结果进行下一步的修正诊断及进一步的处理，发展既有发散性的临床思维，坚持用一个疾病解释全部症状、病理生理过程的急诊临床思路。

◆ 第三幕　真凶是谁

教师指引学生讨论的问题

1. 总结病例特点。
2. 可能诊断与鉴别诊断。
3. 下一步需要完善的检验检查。

根据学生提出的需要完善的检验检查资料，可补充以下资料：

再次询问病史，发病前在山上"砍柴劳作"，劳作完即发作乏力气促，自觉无其他诱因及"感冒样"前驱症状；曾足部针扎样疼痛，疑"钉子扎伤"，未重视；乏力症状无明显从肢体远端向躯干向心发展的特征；再次体格检查，发现左侧外踝下方两处针扎样点状伤痕，少量残存血迹(图11-2-1)。再次回顾发病过程，为足部针扎样刺痛后逐渐出现复视、乏力、气促等症状。

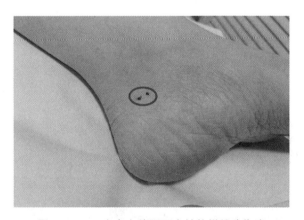

图 11-2-1　患者左外踝下方针扎样蛇咬伤痕

4. 总结病例特点，分析可能的诊断及鉴别诊断。
5. 描述银环蛇咬伤的表现。
6. 总结不同类型蛇咬伤后蛇毒中毒的表现和代表毒蛇种类，不同种类毒蛇咬伤的诊断。
7. 蛇咬伤后的急诊处理和蛇毒血清的用法。
8. 下一步的处理方案是什么？

本幕结局与转归：静脉滴注抗银环蛇毒血清 10000 U 后症状缓解但未完全消失，再次重复静脉滴注抗银环蛇毒血清 10000 U 后症状逐渐完全缓解，48 小时后撤离呼吸机、拔除气管导管。

本幕小结

根据上次讨论得出的与初步诊断不相符的症状、体征、实验室检查，进一步给出详细的病史及检查结果；强调围绕症状做细致体格检查的意义，引导学生再次总结病例特点，得出诊断，拟定下一步诊治方案。教学过程中，带领学生掌握不同种类毒蛇咬伤后蛇毒中毒伤的临床表现分类和诊断，理解蛇咬伤后早期病情预测与程序化综合救治的流程、急诊处理方案，了解危重型神经毒型、血液循环毒型、细胞毒型、混合毒型毒蛇咬伤的临床表现和救治方案。探讨该病例误诊、漏诊的原因，讨论如何提高医患沟通技能和病史采集过程中获取信息的能力。

（谭欣宇）

第三节　反复呕吐为哪般

【学习目标】

1. 掌握急性胃肠炎的急诊处理方案。
2. 熟悉危重患者评估方法。
3. 熟悉呕吐、心悸的病理生理机制。
4. 掌握心电图的判读技巧。
5. 掌握洋地黄中毒的病理生理变化、心电图表现、诊断及鉴别诊断。
6. 掌握洋地黄药物使用的适应证及禁忌证。
7. 从消化道症状起病合并心律失常的病例中提升急诊临床思维能力。
8. 培养学生自主学习的意识和能力、医患沟通能力及团队合作能力。

【教师案例指引方案】

3~8 名住培学生组成学习小组，分两次教学活动完成本轮 PBL 教学。部分病例资料提前一周分享给学习小组，学生提前学习相关知识，组长提前对学习任务做好分工。课堂中，将病例资料分步提供给学生，教师隐藏病例线索并在恰当的时机提供病例线索。根据教学目标预设问题，学生自己提出、讨论及解决问题。当学生提出来的问题偏离了教学目标时，教师根据预设问题进行引导。课堂中，教师不提供任何问题的答案，由学习小组课后自主学习并在下次课堂汇报。

【课堂内时间安排】

1. 一次课程时间：120 分钟。
2. 教师介绍时间：5 分钟。
3. 学生讨论时间：90 分钟。
4. 学生总结时间：15 分钟。
5. 教师总结与讲评时间：10 分钟。

◆ 第一幕 浮云遮望眼 ────────────────◇◇

于奶奶今年 69 岁，退休在家，平时身体欠佳，有许多基础疾病，每天规律服用抗心衰、抗血小板、护胃等药物。1 周前，患者突然开始呕吐，总共呕吐了十余次，每次吐出来的都是一些食物和酸水，并且每天都感觉心里很不舒服。开始她没有在意，后来呕吐越来越频繁，还出现了全身乏力、食欲欠佳的症状。今天她实在忍不住了，来到我们医院就诊。

你是急诊科抢救区的白班值班医生，这天中午 11 点左右，于奶奶来到了分诊台，她的家属称她这 1 周一直在呕吐，并且越来越严重。分诊台测生命体征：T 36.5 ℃，P 57 次/min，R 20 次/min，BP 143/60 mmHg，SPO$_2$ 99%。于奶奶入抢救室后，再次出现呕吐。（以上资料可以提前一周发给学习小组）

🔎 教师指引学生讨论的问题

1. 提炼主诉与现病史。
2. 目前存在的问题与疾病的病理生理机制。
（1）呕吐的病理生理机制。
（2）心悸的病理生理机制。
3. 下一步需要补充的病史、重点部位体格检查及重点的检验检查。
提出需要补充的病史、重点部位体格检查及重点的检验检查后，提供如下资料：
于奶奶，女，69 岁，退休在家，2 月 16 日 11:00 就诊急诊科。
主诉：呕吐、心悸 1 周。
现病史：1 周前无明显诱因出现呕吐，呕吐物为胃内容物，非喷射性，未见呕血，呕吐共十余次，有心悸，伴食欲缺乏、乏力。无发热、咳嗽、咳痰不适。未予重视，未予特殊治疗，上述症状逐渐加重，为求进一步诊治，遂入中南大学湘雅医院急诊科就诊。
既往史：有高血压病病史十余年，最高血压 230/100 mmHg，近 5 年未服用降压药物，自诉血压控制可；有脑梗死病史十余年；有心力衰竭、心房颤动病史。
一般检查：T 36.5 ℃，P 57 次/min，R 20 次/min，BP 143/60 mmHg，SPO$_2$ 99%。神志清楚，颈静脉无充盈，双肺呼吸音清，未闻及明显干湿啰音，心律绝对不齐，第一心音强弱不等，各瓣膜区未闻及明显杂音，腹部平坦，肠鸣音约 4 次/min，腹软，脐周轻压痛，无反跳痛。

4. 总结患者的病例特点。

5. 目前的诊断及鉴别诊断。

6. 下一步需要完善的检验检查。

本幕结局与转归：经积极抑酸、护胃、止呕处理，患者仍有呕吐。

本幕小结

给出基本病例资料，引导学生总结病例特点，得出初步诊断，评估病情危重程度，拟定下一步的诊治措施。在整个过程中，要求学生掌握急性胃肠炎的急诊处理方案，危重患者的评估方案；熟悉呕吐、心悸的病理生理机制。

◆ 第二幕　云开见月明

补充病史：

近期服药史：地高辛 1.25 mg/d，呋塞米 20 mg/d，螺内酯 20 mg/d，美托洛尔缓释片 47.5 mg/d，沙库巴曲缬沙坦 100 mg/d，阿司匹林肠溶片 10 mg/d，阿托伐他汀 20 mg/d、兰索拉唑肠溶片 30 mg/d。

完善抽血检查，主要结果如下：

血常规：WBC 8.1×10^9/L，Hb 159 g/L，PLT 263×10^9/L。

生化：BS 6.39 mmol/L；BUN 13.29 mmol/L，BUA 583.8 μmol/L；TG 1.78 mmol/L，TC 5.3 mmol/L；LDH 314 U/L，ALT 40.2 U/L；Na^+ 136.9 mmol/L，Cl^- 97 mmol/L。

尿常规+尿沉渣镜检：尿胆原(+)，酮体(+)，白细胞酯酶(++)，WBC 10~15 个/HP。

凝血功能、肌钙蛋白、NT-proBNP：均正常。

大便常规：正常。

完善心脏彩超：左心房、右心房及左心室大，二尖瓣射流速度增快并轻度反流，主动脉瓣射流速度增快并轻度反流，升主动脉增宽，肺动脉增宽，三尖瓣及肺动脉瓣轻度反流，微量心包积液。EF 65%。

教师指引学生讨论的问题

1. 总结病例特点。

2. 可能诊断与鉴别诊断。

3. 下一步需要完善的检验检查。

根据学生提出的需要完善的检验检查资料，可补充以下资料：

心电图结果如下（图 11-3-1）。

4. 简述该患者可能的诊断及鉴别诊断、下一步的处理方案。

5. 心电图判读的技巧及洋地黄中毒的心电图表现。

6. 洋地黄类药物使用的适应证及禁忌证。

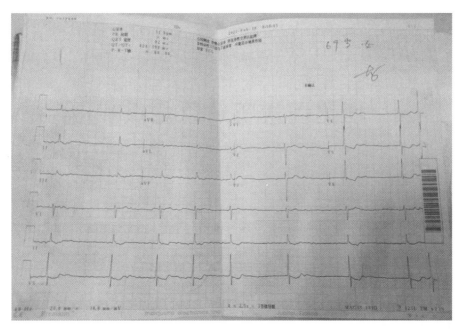

图 11-3-1 患者心电图

7.洋地黄中毒的病理生理机制、临床表现。

8.洋地黄化和洋地黄中毒的区别。

9.导致误诊、漏诊的因素。

10.从医务人员角度出发,怎样避免患者尤其是老人和儿童错误服用药物。

本幕结局与转归:暂停洋地黄的使用,予以抗凝、抗血小板聚集、抗心室重构、控制血压等治疗,2 天后出院,心内科门诊随诊。

 本幕小结

根据上次讨论得出的与初步诊断不相符的症状、体征、实验室检查,进一步给出详细的病史及检查结果。引导学生再次总结病例特点,得出诊断,拟定下一步诊治方案。教学过程中,带领学生掌握心电图的基本判读流程及技巧、洋地黄类药物使用的适应证及禁忌证、洋地黄中毒的病理生理机制、心电图表现及临床表现。探讨该病例误诊、漏诊的原因,讨论如何提高医患沟通技能和病史采集过程中获取信息的能力。

(李湘民)

第十二章

理化因素所致急危重症

第一节 溺水后昏迷伴咯粉红色泡沫样痰

【学习目标】

1. 掌握淹溺的病理生理机制、临床表现、现场救护及院内处理。
2. 了解欧洲复苏委员会提出的淹溺生存链概念，淹溺时第一目击者处理方法。
3. 熟悉危重患者评估方法。
4. 掌握急性呼吸窘迫综合征(ARDS)的发病机制、临床表现、诊断及鉴别诊断、治疗。
5. ARDS 机械通气策略。
6. 从淹溺后昏迷伴咯粉红色泡沫样痰的病例中提升急诊临床思维能力。
7. 培养学生自主学习的意识和能力、医患沟通能力及团队合作能力。

【教师案例指引方案】

分两次教学活动完成本次 PBL 教学。将病例资料分步提供给学生，让学生自主发现诊疗过程中的问题，以问题为导向，引导学生完成本节学习任务。根据教学目标预设问题，引导学生自己总结和提出问题。当学生提出来的问题偏离了教学目标时，教师根据预设问题进行引导。

【课堂内时间安排】

1. 一次课程时间：120 分钟。
2. 教师介绍时间：5 分钟。
3. 学生讨论时间：80~90 分钟。
4. 学生总结时间：15~20 分钟。

5. 教师总结与讲评时间：10~15 分钟。

◆ 第一幕　突如其来 ⟡⟡⟡

赵同学，男，今年 14 岁，是一名正在读初中的留守少年。2021 年 8 月 9 日上午他与同学在江边玩耍时不慎落入河中，数分钟后被当地群众救起。当时赵同学呼之不应，意识丧失，旁人立即拨打 120 急救电话。120 急救医生到达现场后立即予以气管插管，使用简易呼吸机辅助呼吸，并建立静脉通道，急送中南大学湘雅医院急诊科。

你是急诊科抢救室值班医生。这天上午 11：20 左右，接诊了该患者。120 急救医生考虑淹溺，ARDS。分诊台分诊后直接送入抢救室，监测生命体征：T 35.5 ℃，P 136 次/min，呼吸机辅助呼吸 R 12 次/min，BP 90/58 mmHg（去甲肾上腺素维持），SPO_2 82%，气管插管，重度昏迷。（以上资料可以提前一周发给学习小组）

🔑 教师指引学生讨论的问题

1. 提炼主诉与现病史。
2. 目前存在的问题与疾病的病理生理机制。
(1) 低体温的病理生理机制。
(2) 昏迷的诊疗思路与流程。
(3) 患者气管插管后管腔涌出大量粉红色液体是什么原因？120 急救医生处理是否得当？
(4) 患者血压低是否有休克发生？是否需要大量补液？
3. 120 急救人员在现场行气管插管术合不合理？
简述下一步需要补充的病史、重点部位体格检查及重点的检验检查。
提出需要补充的病史、重点部位体格检查及重点的检验检查后，提供如下资料：
赵同学，男，14 岁，学生，2021 年 8 月 9 日 11：20 就诊于急诊科。
主诉：溺水后意识障碍约 3 小时。
现病史：患者同学及 120 急救医生代诉患者 3 小时前到江边玩耍时不慎落入河中，数分钟后被当地群众救起。当时赵同学呼之不应，意识丧失，面色苍白，口唇黏膜发绀，四肢湿冷，口鼻有粉红色泡沫样液体涌出，腹部膨隆，呼吸、心跳微弱，旁人立即拨打 120 急救电话，在 120 电话的指导下，开放气道，清除口腔异物，并给予胸外心脏按压。120 急救医生到达现场后立即给予气管插管，插管后管腔涌出大量粉红色液体。120 急救医生使用简易呼吸机辅助呼吸，并建立静脉通道，静推地塞米松 10 mg。经过上述处理后患者口唇黏膜发绀较前减轻，但仍昏迷不醒，呼之不应，急送中南大学湘雅医院急诊科。
既往史：体健。
一般检查：T 35.5 ℃，P 136 次/min，R 12 次/min（呼吸机辅助），BP 90/58 mmHg（去甲肾上腺素维持），SPO_2 82%，气管插管，重度昏迷，四肢厥冷。口鼻腔见粉红色泡沫样液体涌出。双侧瞳孔直径 2.0 mm，对光反射迟钝。双肺满布湿啰音，心率 136 次/min，心音低钝，律齐无音，四肢肌力无法查，肌张力正常，病理反射未引出。

诊治过程：

完善相关检查，结果如下：

血常规：WBC 21.03×10⁹/L，中性粒细胞百分比 82.7%，Hb 102 g/L，PLT 324×10⁹/L。

尿常规：浓茶色尿，尿胆原阳性，尿蛋白阳性。

凝血功能：PT 20 s，APTT 42 s。

D-二聚体：0.09 mg/L。

生化：BUN 16.7 mmol/L，Cr 198 μmol/L；TBIL 39.6 μmol/L，UCB 21.3 μmol/L；CK 390 U/L；K^+ 4.3 mmol/L，Na^+ 129 mmol/L，Cl^- 98 mmol/L；BS 15.6 mmol/L。

cTnT：0.06 ng/mL。

血气分析：pH 7.22，$PaCO_2$ 47 mmHg，PaO_2 56 mmHg，AB 20.9 mmol/L，SB 18.9 mmol/L，BE -4.7 mmol/L，Lac 5.2 mmol/L。

心电图：窦性心动过速，ST-T 改变。

4. 总结患者的病例特点。

5. 检验结果判读：分析相关检验检查结果、呼吸循环衰竭的病因与机制。

6. 该患者可能的诊断、该患者紧急处理方案，病情判断。

7. 简述休克的治疗，是否需要快速大量补液？

8. 还需要进一步完善什么相关检查？

本幕结局与转归：经过当地群众、120 急救医生积极处理后，患者血压仍低，予以去甲肾上腺素维持血压；体温未升。

本幕小结

给出基本病例资料，引导学生总结病例特点，得出初步诊断，评估病情危重程度，拟定下一步的诊治措施。给出主要的异常检查结果，引导学生对初步诊断提出疑问。在整个过程中，要求学生掌握淹溺的院前急救处理，危重患者的评估方案；熟悉低体温、昏迷、休克、ARDS 的病理生理机制。

◆ 第二幕　妙手回春

患者经过分诊台处理后，进入抢救室，接诊医生查看患者后认为目前患者需进入 EICU 进一步治疗，但在入 EICU 前需完善头颅 CT+胸部 CT 检查，进一步明确诊断。

补充检查：头颅 CT 未见异常。胸部 CT 示双肺多发斑片状影，结合临床病史考虑肺水肿，吸入性肺炎。

教师指引学生讨论的问题

1. 根据这些信息患者目前诊断结果是什么？应与哪些疾病相鉴别？并发症有哪些？

2. 下一步急需完善的治疗？

3. 如何与患者家属沟通病情？

给予呼吸机辅助呼吸治疗，给予持续正压通气并加用 PEEP 由 5 cmH$_2$O 开始，逐步增加到 15 cmH$_2$O，潮气量 6 mL/kg，俯卧位通气和脑保护、控制液体出入量等对症支持处理。

 教师指引学生讨论的问题

1. 总结病例特点。
2. 下一步的处理方案是什么？
3. 有效治疗淹溺的关键点是什么？
4. 应如何向患者家属解释患者的病情变化？
5. 简述 ARDS 的诊断标准。
6. 简述 ARDS 的通气策略。

本幕结局与转归：该患者诊断明确（淡水淹溺；Ⅰ型呼吸衰竭；急性肺水肿；重度 ARDS；代谢性酸中毒；急性血管内溶血），患者病情稳定后予高压氧治疗，患者第 3 天神志转醒，第 4 天顺利脱机，于第 9 天顺利出院。

 本幕小结

淹溺的诊断通常是比较明确的，因此需要引导学生对淹溺的院前急救有一个明确的认识，了解淹溺抢救成功的关键因素有哪些，为拟定下一步诊治方案提供依据。教学过程中，带领学生掌握淹溺院前急救处理方案、呼吸机辅助通气指征及参数的设置，熟悉淹溺的临床表现及院内处理；探讨 ARDS 的机械通气策略，讨论如何提高医患沟通技能和人文关怀能力。

（何德剑）

第二节　高热、昏迷伴多脏器功能障碍

 【学习目标】

1. 熟悉中暑的病因诱因、发病机制。
2. 掌握中暑的临床表现与类型、诊断、鉴别诊断及治疗原则。
3. 熟悉危重患者评估方法（MODS 评分系统）。
4. 掌握多脏器功能障碍综合征的诊断依据及治疗。
5. 从高热起病合并意识障碍的病例中提升急诊临床思维能力。
6. 培养学生自主学习的意识和能力、医患沟通能力及团队合作能力。

【教师案例指引方案】

分两次教学活动完成本次 PBL 教学。将病例资料分步提供给学生，教师隐藏病例线索并在恰当的时机提供病例线索。根据教学目标预设问题，引导学生自己总结和提出问题。当学生提出来的问题偏离了教学目标时，教师根据预设问题进行引导。

【课堂内时间安排】

1. 一次课程时间：120 分钟。
2. 教师介绍时间：5 分钟。
3. 学生讨论时间：80~90 分钟。
4. 学生总结时间：15~20 分钟。
5. 教师总结与讲评时间：10~15 分钟。

◆ 第一幕　神秘的低血压

王某，男性，今年 67 岁，是一位独居老人。2022 年 8 月 5 日白天曾与家人见面，当时无异常表现。次日上午 11：50 保姆上门做家务时发现患者倒在地上，呼之不应，于是呼叫 120 急救电话。12：13 由急救车送入当地卫生院。当地卫生院医生接诊后完善相关体格检查，有发热，体温 39.6 ℃，小便失禁，测血压 86/48 mmHg，脉搏 132 次/min，呼之无反应，口部留有呕吐物痕迹，胸部皮肤可见瘀斑，双肺可闻及痰鸣音。初步诊断：肺部感染；脓毒性休克；多脏器功能障碍综合征；脑血管意外不排除。医嘱予以头孢曲松 2.0 g 1 天 1 次抗感染、复方双氯芬酸钠退热、积极补液。处理后病情未见明显好转，仍有高热（39.4 ℃），呼吸浅快，血氧饱和度下降，无尿，予去甲肾上腺素升压及气管插管转院。

你是急诊科抢救室的值班医生。这天 15：00 左右，接诊了该患者。当地医务人员考虑肺部感染，脓毒性休克，多脏器功能障碍综合征，脑血管意外不排除。分诊台分诊后直接送入抢救室，监测生命体征：T 39.5 ℃，P 141 次/min，R 30 次/min，BP 94/62 mmHg（去甲肾上腺素维持），SPO_2 86%，气管插管，中度昏迷。（以上资料可以提前一周发给学习小组）

教师指引学生讨论的问题

1. 提炼主诉与现病史。
2. 简述目前存在的问题与疾病的病理生理机制。
（1）高热的病理生理机制是什么？
（2）引起王某昏迷的病因是什么？还有哪些情况也可以引起昏迷？
（3）王某低血压的原因可能有哪些？是否存在休克？如果是，分析休克的类型。
1）感染性休克：分析可能的感染灶。
2）心源性休克：分析何种原因导致心源性休克。

3. 当地卫生院的诊断依据是什么？

简述下一步需要补充的病史、重点部位体格检查及重点的检验检查。

提出需要补充的病史、重点部位体格检查及重点的检验检查后，提供如下资料：

王某，男，67 岁，丧偶，退休职工，8 月 6 日 15：12 就诊于急诊科。

主诉：发热伴意识障碍 1 天。

现病史：患者家属及邻居代诉昨晚听见患者房间有人摔倒的声音，但未听见求救声，因此未上门询问何事。今日上午 11：50 保姆上门做家务时发现患者倒在地上，呼之不应，伴发热，意识障碍程度逐渐加重，衣服上有呕吐痕迹，小便失禁。急送当地卫生院，诊断考虑：肺部感染，脓毒性休克，多脏器功能障碍综合征，脑血管意外不排除。予以头孢曲松 2.0 g Qd 抗感染、复方双氯芬酸钠退热、积极补液。处理后病情未见明显好转，仍有高热（39.4 ℃），呼吸浅慢，血氧饱和度下降，无尿，予去甲肾上腺素升压及气管插管转入我科。

既往史：慢性支气管炎病史，无药物过敏史。平时身体状况正常，生活可自理。

一般检查：T 39.5 ℃，P 157 次/min，R 30 次/min，BP 94/62 mmHg（去甲肾上腺素维持），SPO_2 78%。气管插管，中度昏迷，颈软，皮肤干热，压眶无反应。双侧瞳孔直径2.5 mm，对光反射迟钝。双肺呼吸音清，可闻及痰鸣音，心律齐。腹平软，肝脾肋下未及，双下肢无水肿。四肢肌张力降低，病理征检查阳性。

诊治过程：

完善相关检查，结果如下：

血常规：WBC $19.23×10^9$/L，中性粒细胞百分比 86.7%，PLT $95×10^9$/L，Hb 152 g/L。

凝血功能：Fib 5.32 g/L，PT、APTT 正常。

D-二聚体：0.3 mg/L。

生化：BUN 18.3 mmol/L，Cr 241 μmol/L；AST 1561 U/L，ALT 285 U/L；CK 18989 U/L；K^+ 5.7 mmol/L，Na^+ 137 mmol/L，Cl^- 98 mmol/L；BS 10.7 mmol/L。

cTnT：0.17 ng/mL。

心电图：窦性心动过速，ST-T 改变。

头颅和腹部 CT：未见异常。

胸部 CT：慢性支气管炎、肺气肿合并感染。

4. 总结患者的病例特点。

5. 检验结果判读：分析相关检验检查结果。

6. 简述多脏器功能障碍综合征的诊断标准、评分系统和治疗。

7. 还需要进一步询问哪些病史？

本幕结局与转归：经积极补液、抗感染、退热处理后，患者血压回升，予减少去甲肾上腺素的剂量；体温仍高。

本幕小结

给出基本病例资料，引导学生总结病例特点，得出初步诊断，评估病情危重程度，拟定下一步的诊治措施。给出主要的异常检查结果，引导学生对初步诊断提出疑问。在整个过程中，要求学生掌握多脏器功能障碍综合征的急诊处理方案、危重患者的评估方案；熟悉发热、昏迷、意识障碍的病理生理机制。

◆ 第二幕　水落石出

补充病史：患者居住环境无空调，发病当天天气预报白天最高温度 37 ℃。
补充体查：体温进一步升高至 40 ℃，且循环不稳定，转急诊 ICU 继续治疗。

教师指引学生讨论的问题

1. 根据目前的这些信息判断王某可能得了什么病？病因是什么？应与哪些疾病相鉴别？并发症有哪些？
2. 转急诊 ICU 前为什么要完善头、胸、腹部 CT 检查？
3. 下一步需要完善的治疗有哪些？降温的方法有哪些？

给予冰毯、冬眠疗法，并持续静滴 4 ℃生理盐水及对症支持治疗，并建议患者尽早行持续床旁血滤治疗（CRRT），但患者家属仍在考虑中。

4. 简述中暑的临床表现和类型。如何诊断？
5. 有效治疗中暑的关键点是什么？
6. 王某为什么要行 CRRT 治疗？
7. 目前需要行 CRRT，但费用高，此时你应该如何与患者家属沟通，说服他们理解并同意行 CRRT 治疗？
8. 如何预防中暑的发生？

本幕结局与转归：诊断为重症中暑——热射病，合并多器官功能障碍（横纹肌溶解、急性心肌损害、Ⅱ型呼吸衰竭、急性肝损害、急性肾衰竭、慢性支气管炎伴感染、高钾血症、代谢性酸中毒、乳酸酸中毒）。在降温治疗的同时，予以呼吸机辅助通气，加强抗感染，维持水电解质、酸碱平衡，保护重要脏器功能等处理。考虑患者无尿，多器官功能障碍，肾功能急剧恶化，立即给予床旁血滤治疗（CRRT）。第 3 天上午患者体温正常，血压稳定（停用升压药物后），呼之有反应，中午意识清醒，可进行肢体交流。24 小时后复查肌酐 178 μmol/L，体温 36.6 ℃。经持续床旁 CRRT，尿量逐渐增加，肝肾功能、电解质、心肌酶、凝血功能等生化指标逐渐恢复至正常范围，并顺利脱机，患者病情稳定好转，于 8 月 22 日出院。

本幕小结

根据当地卫生院给出的与初步诊断不相符的症状、体征、实验室检查，进一步给出详细的病史及检查结果，引导学生再次总结病例特点，得出诊断，拟定下一步诊治方案。教学过程中，带领学生掌握中暑的急诊处理方案、持续床旁血滤指征，熟悉中暑的病理生理机制、临床表现；探讨如何预防中暑的发生，讨论如何提高医患沟通技能和病史采集过程中获取信息的能力。

（何德剑）

第十三章

普通外科急危重症

第一节　来势汹汹的腹痛

【学习目标】

1. 掌握急腹症的急诊诊治思维。
2. 掌握急腹症的鉴别诊断、处理原则。
3. 熟悉腹胀、腹痛的病理生理机制。
4. 掌握肠梗阻合并消化道穿孔的病理生理演变、诊断、鉴别诊断及急诊处理流程。
5. 从肠梗阻合并穿孔的病例中提升急诊临床思维能力。
6. 培养学生自主学习、独立思考的能力及团队合作能力。

【教师案例指引方案】

　　3~4 名住培学生组成学习小组。部分病例资料提前一周分享给学习小组，学生提前学习相关知识，组长提前对学习任务做好分工。课堂中，将病例资料分步提供给学生，教师根据教学目标预设问题，引导学生自己提出、讨论及解决问题。当学生提出来的问题偏离了教学目标时，教师根据预设问题进行引导。课堂中，教师不提供任何问题的答案，由学习小组课后自主学习并当场总结汇报。

【课堂内时间安排】

1. 一次课程时间：90 分钟。
2. 教师介绍时间：15 分钟。
3. 学生讨论时间：50 分钟。
4. 学生总结时间：15 分钟。

5. 教师总结与讲评时间：10 分钟。

◆ 第一幕　突然加重的腹痛

老唐今年 74 岁，是一名退休干部。自 3 天前开始出现腹部胀痛，阵发性，可以忍受，所以并没有太在意。今天晚餐陪孙子在家中饱餐一顿后，本来准备去牌馆打牌，突然腹痛明显加重，持续性的剧烈疼痛，伴恶心、呕吐，呕胃内容物，老唐蹲在地上痛苦呻吟。

你是急诊科的晚班值班医生，这天 21：00 左右，正在痛苦呻吟的老唐来到了分诊台，急性面容，躺在担架上辗转反侧，体格检查欠合作。据患者家属描述，他于吃完晚饭后 20 分钟左右发病，起病急，疼痛剧烈，3 天前听患者说有胃胀，消化不良。分诊台测生命体征：T 36.3 ℃，P 101 次/min，R 20 次/min，BP 108/71 mmHg，SPO₂ 99%。老唐入抢救室后，症状无缓解。（以上资料可以提前一周发给学习小组）

🔑 教师指引学生讨论的问题

1. 提炼主诉与现病史。

2. 病情判断：该患者有生命危险吗？理由是什么？

3. 引起患者腹痛最可能的原因是什么？其可能的病理生理机制是什么？

4. 简述下一步需要补充的病史、重点部位体格检查及重点的检验检查。

提出需要补充的病史、重点部位体格检查及重点的检验检查后，提供如下资料：

老唐，男，74 岁，丧偶，退休干部，8 月 2 日 21：15 就诊于急诊科。

主诉：腹胀、腹痛 3 天，加重 2 小时。

现病史：患者于 3 天前无明显诱因出现中上腹部的隐痛，可忍受，无恶心、呕吐，无发热，自认为是"胃胀气"，未予重视。2 小时前进食后出现腹痛加剧，呈持续性刀割样疼痛，迅速波及全腹，伴恶心、呕吐，呕吐物为胃内容物，无头晕、头痛，无胸闷、气促，无发热，无黄疸，遂入急诊科。

既往史：既往体质一般。有稳定型心绞痛病史 30 余年，规律服药，具体不详；有高血压病史 25 年，规律服用苯磺酸左氨氯地平片降压，未监测血压；有 2 型糖尿病史 5 年，规律服用"阿卡波糖"降血糖，血糖控制可。

个人史：平素饮食不规律，爱饮酒，每日约 100 g，喜吃大鱼大肉，尤爱吃红烧肉。

婚育史：丧偶。

体格检查：T 36.3 ℃，P 101 次/min，R 20 次/min，BP 108/71 mmHg，SPO₂ 99%。神志清楚，急性面容，强迫体位，双肺呼吸音粗，未闻及明显啰音，心率 101 次/min，律齐，腹肌紧张，全腹压痛、反跳痛，肠鸣音弱。

5. 总结患者的病例特点。

6. 急腹症的诊断与鉴别诊断。

7. 下一步需要完善的检验检查。

8. 用什么样的方式安抚患者家属焦虑的情绪？

本幕结局与转归：经积极补液等支持治疗后，患者病情无好转。

本幕小结

　　给出基本病例资料，引导学生总结病例特点，得出初步诊断，评估病情危重程度，拟定下一步的诊治措施。在整个过程中，要求重点掌握急腹症的急诊诊治思维；知晓危重患者评估方法；熟悉腹痛的病理生理机制。

◆ 第二幕　庖丁解牛

　　完善相关检查，主要结果如下：

　　血常规：WBC $21.80×10^9/L$，中性粒细胞绝对值 $20.86×10^9/L$，中性粒细胞百分比95.7%，Hb 135 g/L，PLT $174×10^9/L$。

　　生化：ALB 25.8 g/L，TBIL 25.3 μmol/L，ChE 2445.0 U/L；BS 9.21 mmol/L；K^+ 2.65 mmol/L；BUN 19.18 mmol/L，Cr 248.9 μmol/L；Lac 5.0 mmol/L；血淀粉酶、心肌酶正常。

　　NT-proBNP：2340.0 pg/mL。

　　炎症指标：CRP 492.7 mg/L，PCT 21.0 ng/mL。

　　肌钙蛋白：正常。

　　血气分析：pH 7.48，PaO_2 82.6 mmHg，$PaCO_2$ 26.3 mmHg，氧合指数 285.0 mmHg。

　　腹部CT(图13-1-1)。

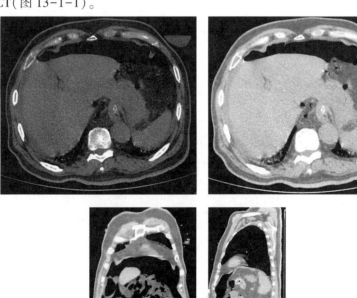

图 13-1-1　腹部 CT

教师指引学生讨论的问题

1.判读检验检查结果。ALB、ChE 低的临床意义；血乳酸高的病理生理机制及临床价值；血气中的二氧化碳分压对急诊病情评估的价值；感染相关标志物的认知。

2.简述该患者的诊断、急诊处理原则。是否需要急诊手术？

3.结合影像学资料，讨论消化道穿孔的诊断和治疗方法。

(1)肠梗阻、消化道穿孔的影像学特点。

(2)消化道穿孔的急诊治疗原则。

(3)腹腔感染的诊断、分类及抗感染治疗。

补充病史：患者急诊行腹腔镜腹部探查手术，术中见腹腔内大量白色脓苔及脓液，肠管扩张积气，探查胃、十二指肠、小肠、结肠、直肠未找到穿孔点，中转开腹仍未找到穿孔点，腹腔冲洗后放置腹腔及盆腔引流管共 4 根。

4.引导学生进一步补充患者消化道穿孔的可能病因，未找到穿孔点的可能原因。如何处理这种阴性情况？

本幕的结局与转归：术后，经抗感染、营养支持等治疗后，患者病情逐渐好转，住院综合康复一段时间，好转出院。

本幕小结

给出主要的异常检查结果，引导学生提高对异常血常规、生化、电解质指标的解读能力，要求学生掌握检验检查结果的判读，评估患者病情严重程度，并学会基本处理方法。整个教学过程中，要提升学生对消化道穿孔的急诊临床思维能力，掌握消化道穿孔的诊断和治疗方法；讨论如何提高医患沟通技能和病史采集过程中获取信息的能力，打开学生思维的窗户。

(彭正良)

第二节　高处坠落伤，生死一线间

【学习目标】

1.掌握多发伤的定义。

2.熟悉多发伤的伤情评估及急诊处理流程。

3.熟悉多发伤的特点及病理生理机制。

4.掌握失血性休克的病理生理变化、诊断、鉴别诊断及急诊处理流程。

5.从失血性休克的病例中提升急诊临床思维能力。

6.培养学生自主学习的意识和能力、医患沟通能力及团队合作能力。

【教师案例指引方案】

　　3~8 名住培学生组成学习小组，分三次教学活动完成本轮 PBL 教学。部分病例资料提前一周分享给学习小组，学生提前学习相关知识，组长提前对学习任务做好分工。课堂中，将病例资料分步提供给学生，教师隐藏病例线索并在恰当的时机提供病例线索。根据教学目标预设问题，学生自己提出、讨论及解决问题。当学生提出来的问题偏离了教学目标时，教师根据预设问题进行引导。课堂中，教师不提供任何问题的答案，由学习小组课后自主学习并在下次课堂汇报。

【课堂内时间安排】

　　1. 一次课程时间：120 分钟。
　　2. 教师介绍时间：5 分钟。
　　3. 学生讨论时间：90 分钟。
　　4. 学生总结时间：15 分钟。
　　5. 教师总结与讲评时间：10 分钟。

◆　第一幕　高处坠落

　　谢大伯今年 63 岁，是一名农民，2 小时前在山上砍柴，在没有任何安全防护措施的情况下爬上约 3 米高的大树，因为不小心踩空，直接从树上坠落地面，他感觉到右侧胸部、右侧腹部、右侧大腿等多处受到撞击，受伤部位有剧烈疼痛，右下肢无法活动，有呼吸急促、头晕、全身乏力、口干等不适。家人发现后，立即呼叫 120 急救电话，120 救护车到达现场后为他进行右侧大腿夹板固定、建立静脉通道快速补液等处理后，立即转送至中南大学湘雅医院急诊科。

　　你是急诊科的值班医生，这天 18：00 左右，120 救护车送来了一名外伤患者谢大伯，自称 2 小时前砍柴时不小心从树上摔落，目前感觉右侧胸部、右侧腹部、右侧大腿等多处剧烈疼痛，右下肢无法活动，有呼吸急促、头晕、全身乏力、口干等不适。患者右大腿已行夹板固定。抢救室护士给他接上心电监护仪，测生命体征：T 36.5 ℃，P 96 次/min，R 24 次/min，BP 68/46 mmHg，SPO$_2$ 92%。（以上资料可以提前一周发给学习小组）

教师指引学生讨论的问题

　　1. 提炼主诉与现病史。
　　2. 简述多发伤的定义、特点，并评估伤情。
　　初期评估识别危及生命的多发伤→初始急救处理→二次评估（询问病史、体格检查、辅助检查）。

3. 简述该患者目前存在的主要问题及病理生理机制。

（1）根据受伤机制，初步考虑可能受伤的部位。

（2）低血压的病理生理机制。

4. 简述下一步需要补充的病史、重点部位体格检查及重点的检验检查。

提出需要补充的病史、重点部位体格检查及重点的检验检查后，提供如下资料：

谢大伯，男，63 岁，农民，9 月 30 日 18：00 就诊于急诊科。

主诉：高处坠落致胸腹部、右大腿等多处疼痛 2 小时。

现病史：患者于 9 月 30 日 16：00 在山上砍柴时不慎从约 3 米高的树上坠落地面，当时感觉到右侧胸部、右侧腹部、右侧大腿等多处受到撞击，受伤部位有剧烈疼痛，右下肢活动受限，伴呼吸急促、头晕、全身乏力、口干，无意识障碍，无头痛，无恶心、呕吐，无体表伤口活动性出血，无咯血、呕血。家人发现后，立即呼叫 120 急救电话，120 急救医生到达现场后为他进行右侧大腿夹板固定、建立静脉通道快速补液等处理后，立即转送至中南大学湘雅医院急诊科抢救室。

既往史：体健。

体格检查：T 36.5 ℃，P 96 次/min，R 24 次/min，BP 68/46 mmHg，SPO$_2$ 92%。神志清楚，口唇干燥苍白，贫血貌，双侧瞳孔等大等圆，对光反应灵敏，胸廓挤压征阳性，右肺叩诊过清音，左肺叩诊清音，右肺呼吸音低，左肺呼吸音清晰，未闻及干湿性啰音，心率 96 次/min，律齐，右上腹部有压痛，无反跳痛及腹肌紧张，未触及腹部包块，肝、脾肋缘下未触及，腹部移动性浊音阴性，肠鸣音减弱。右大腿下段肿胀、瘀青，有明显畸形，活动受限，有骨擦感。

5. 总结患者的病例特点。

6. 目前的诊断及鉴别诊断。

7. 评估该患者是否为严重多发伤、是否需要紧急干预，如果是，简述干预方案。

8. 下一步需要完善的检验检查。

本幕结局与转归：经积极补液、输血（共输液 2500 mL、红细胞 2 U、新鲜冰冻血浆 200 mL）后，患者血压仍低。

本幕小结

给出基本病例资料，引导学生总结病例特点，得出初步诊断，评估病情危重程度，拟定下一步的诊治措施。在整个过程中，要求学生掌握多发伤的定义、特点、急诊评估及处理方案。

◆ 第二幕 失血性休克

完善抽血检查，主要结果如下：

血常规：WBC 14.03×10^9/L，Hb 92 g/L，中性粒细胞绝对值 11.13 ×10^9/L，中性粒细胞百分比 79.3%，PLT 79×10^9/L。

生化：ALB 28 g/L，ALT 652.3 U/L，AST 740.1 U/L；K$^+$ 3.29 mmol/L；BUN 9.04 mmol/L，Cr 137.50 μmol/L。

血气分析：pH 7.38，PaO_2 102 mmHg，$PaCO_2$ 36.2 mmHg，BE −3.9 mmol/L，Hct 32.2%，Lac 2.9 mmol/L。

教师指引学生讨论的问题

1. 判读检验检查结果。白细胞升高在创伤患者中的临床价值；Hct 的临床意义；血乳酸诊断休克的价值。
2. 简述该患者的紧急处理方案和创伤超声重点评估法(eFAST)流程。
3. 分析失血原因及失血部位，是否存在活动性出血？
4. 简述失血性休克患者的救治原则。
5. 简述如何平衡输血与输液？
6. 简述修正诊断。
7. 下一步的处理方案是什么？

本幕结局与转归：患者经积极补液、输血等处理后，血压逐渐趋于稳定。

本幕小结

给出主要的异常检查结果，引导学生对病情进行准确判断。在整个过程中，要求学生掌握检验检查结果的判读，分析患者是否存在休克，要求学生掌握休克的类型、休克的补液原则。根据检验检查结果进行下一步的修正诊断及进一步的处理，培养发散性的临床思维能力。

◆ 第三幕 手术止血

护送患者完善 CT 检查，检查完成返回抢救室后，患者诉头晕、乏力症状加重，感心悸、气促，神志嗜睡，血压再次下降至 74/42 mmHg，予以继续补液、多巴胺维持血压。

床旁超声引导下行诊断性腹穿：不凝血 5 mL。

头颅+胸部+腹部+右下肢 CT 增强(图 13-2-1)及三维重建：颅内 CT 平扫未见明显异常。右侧第 4~8 肋骨骨折；双肺挫裂伤，以右侧为主；右侧气胸；双侧少量胸腔积液。肝右叶挫裂伤；肝右叶小囊肿；腹盆腔积液、积血；双肾小结石；右肾小囊肿。右股骨中下段粉碎性骨折。

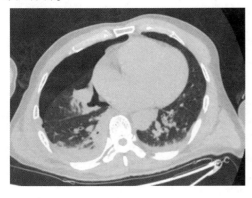
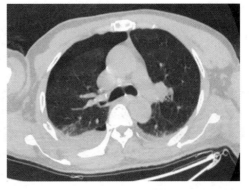

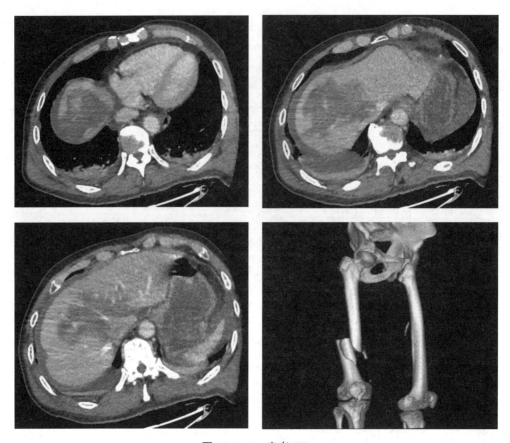

图 13-2-1　患者 CT

🔍 **教师指引学生讨论的问题**

1. 再次评估。
2. 急诊手术指征。
3. 下一步的处理方案。

本幕结局与转归：完善术前检查、备血，行急诊手术。术中见：肝脏 S5、S8 处有多处严重挫裂伤、胆囊床周围挫伤，可见活动性出血。右侧腹腔及下腹有积血，左侧腹腔少许积血，共约 2000 mL。行胆囊切除+肝 S5、S8 段切除术。术后转入重症监护室继续治疗。

🔍 **本幕小结**

根据症状、体征、实验室检查，进一步给出详细的病史及检查结果，引导学生再次总结病例特点，得出诊断，拟定下一步诊治方案。教学过程中，带领学生掌握多发伤腹腔出血失血性休克的急诊处理方案，熟悉失血性休克的病理生理机制、临床表现；讨论如何提高医患沟通技能和病史采集过程中获取信息的能力。

（彭正良）

第三节　刻不容缓的腹痛、发热事件

【学习目标】

1. 掌握急性化脓性梗阻性胆管炎的急诊处理方案。
2. 熟悉危重患者评估方法。
3. 熟悉休克、发热、黄疸的病理生理机制。
4. 掌握急性化脓性梗阻性胆管炎的病理生理变化、诊断、鉴别诊断及急诊处理流程。
5. 从腹痛、发热的病例中提升急诊临床思维能力。
6. 培养学生自主学习的意识和能力、医患沟通能力及团队合作能力。

【教师案例指引方案】

分两次教学活动完成本次 PBL 教学。将病例资料分步提供给学生，教师隐藏病例线索并在恰当的时机提供病例线索。根据教学目标预设问题，引导学生自己总结和提出问题。当学生提出来的问题偏离了教学目标时，教师根据预设问题进行引导。

【课堂内时间安排】

1. 一次课程时间：120 分钟。
2. 教师介绍时间：5 分钟。
3. 学生讨论时间：80~90 分钟。
4. 学生总结时间：15~20 分钟。
5. 教师总结与讲评时间：10~15 分钟。

◆ 第一幕　洞幽察微

甘奶奶是一名地地道道的农民，今年 80 岁了，9 月 23 日的中午，她在家里吃过午餐后突然出现腹痛，部位主要为上腹，一会儿痛，一会儿不痛，像针扎一样，伴恶心、呕吐，吐出胃内容物，呕吐后她仍然感觉腹痛，没有好转。随后她突然感觉全身发冷、抖动，拿出体温计量体温，发现体温升高。9 月 23 日至 26 日，她一直有间断性的上腹痛，伴有发热、呕吐，体温为 38 ℃~40 ℃。近 1 天来她开始出现全腹疼痛，没有缓解，体温一直升高，伴恶心、呕吐，拒绝进食，家属送往当地诊所治疗，予以抗感染、补液等治疗后患者仍然没有好转。

你是急诊科抢救区的晚班值班医生，这天 19：00 左右，在家属的陪同下，甘奶奶来到了分诊台，诉 9 月 23 日午餐后出现腹痛、发热、呕吐，9 月 27 日她感觉全腹部疼痛，持续不缓解，在当地诊所治疗后症状没有好转，遂来急诊科。家属提到，发病以来给母亲洗澡时感觉母亲的皮肤颜色比之前黄了一些。分诊台测生命体征：T 39.5 ℃，P 108 次/min，R 22 次/min，BP 86/58 mmHg，SPO$_2$ 96%。（以上资料可以提前一周发给学习小组）

教师指引学生讨论的问题

1. 总结患者主诉与现病史。

2. 简述目前存在的问题与疾病的病理生理机制。

（1）休克的病理生理机制。

（2）发热的病理生理机制。

（3）黄疸的病理生理机制。

3. 发热如何分类？该患者的发热类型是什么？

4. 简述下一步需要补充的病史、腹部专科体格检查、重点的影像学检查及实验室检查。

提出需要补充的病史、腹部专科体格检查、重点的影像学检查及实验室检查后，提供如下资料：

甘奶奶，女，80 岁，丧偶，农民，9 月 27 日 19：00 就诊于急诊科。

主诉：腹痛、发热、呕吐 4 天，加重 1 天。

现病史：患者 4 天前进食中餐后突发上腹部疼痛，呈阵发性刺痛，伴恶心、呕吐，呕吐物为胃内容物和水样物质，呕吐后腹痛不缓解，继而出现寒战、发热，自测体温为 38 ℃~40 ℃，1 天前患者腹痛加重，发展为全腹持续性疼痛并拒绝进食，体温持续异常，患者遂入当地诊所治疗，予以抗感染、补液等治疗后患者腹痛、发热、呕吐仍未缓解，为进一步就诊，遂来中南大学湘雅医院急诊科。患者家属诉近来护理时感患者全身皮肤变黄。患者近 4 天来尿色加深，1 天前出现尿少，精神较差。

既往史：既往有胆囊结石病史，未予治疗。

一般体格检查：T 39.5 ℃，P 112 次/min，R 22 次/min，BP 86/54 mmHg，SPO$_2$ 96%。神志清楚，精神欠佳，全身皮肤及巩膜轻度黄染，双肺呼吸音清，双肺未闻及干湿啰音，心率 112 次/min，律齐，心音未见异常，腹平坦，未见腹壁静脉曲张，未见胃肠型及蠕动波，腹壁软，全腹轻压痛、反跳痛，墨菲氏征(+)，移动性浊音阴性，肠鸣音正常，4~5 次/min。

完善相关检查，主要结果如下：

血常规：WBC 13.1×10^9/L，Hb 95 g/L，中性粒细胞绝对值 11.6 ×10^9/L，中性粒细胞百分比 88.0%，PLT 99×10^9/L。

生化：肝功能示 ALB 34.7 g/L，TBIL 139.27 μmol/L，DBIL 116.41 μmol/L，UCB 22.86 μmol/L，ALT 206.4 U/L，AST 211.5 U/L；心肌酶示 LDH 310.7 U/L，CK、CK-MB 正常；血淀粉酶 614 U/L，血脂肪酶 587 U/L；肾功能、电解质大致正常。

炎症指标：PCT 34.16 ng/mL。

腹部 CT（图 13-3-1）：胆总管末端多发结石并肝内外胆管扩张，胆囊结石并胆囊炎，胰腺稍大、周围脂肪间隙模糊，胰头区胆总管前方多发含气低密度灶，盆腔少量积液。

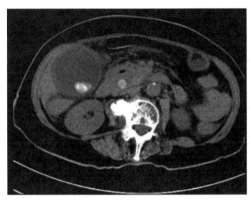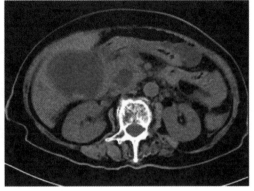

图 13-3-1　患者腹部 CT 影像

教师指引学生讨论的问题

1.总结患者的病例特点。

2.检验检查结果判读，分析肝功能结果、胆管扩张、胰腺增大及周围脂肪间隙模糊的病因与机制。

3.分析该患者可能的诊断、下一步治疗方案，病情判断。

4.在抗休克的同时需要积极抗感染，应该选用哪种抗生素？

5.诊断大致已明确，针对此诊断，非手术治疗原则有哪些？

本幕结局与转归：经禁食、积极补液、抗感染、护肝后，患者血压上升，生命体征暂平稳。

本幕小结

给出基本病例资料，引导学生总结病例特点，得出最可能的诊断，评估病情危重程度，拟定下一步的诊治措施。给出主要的异常检查结果，分析最可能的诊断。在整个过程中，要求学生掌握腹痛、发热、休克的急诊处理方案；危重患者的评估方案。熟悉休克、发热、黄疸的病理生理机制。

◆ 第二幕　临危不乱　转危为安 ────────────────◇◇

经积极补液、抗感染等对症支持治疗后患者血压再次下降至休克血压，目前予以血管活性药物维持患者血压，生命体征暂时平稳。

教师指引学生讨论的问题

1.总结病例特点，明确诊断。

2. 根据腹痛部位进行鉴别诊断。

3. 急性梗阻性化脓性胆管炎有哪些临床表现？

4. 简述急性梗阻性化脓性胆管炎的病因。

5. 紧急胆管减压引流有哪些方式？

6. 急性梗阻性化脓性胆管炎的治疗原则有哪些？

7. 下一步的处理方案是什么？

本幕结局与转归：完善术前检查，行急诊经皮肝穿刺胆道引流术（PTCD）术，术中生命体征平稳，手术顺利，19：50 返回病房。

本幕小结

根据第一次讨论得出的诊断、体征、实验室检查、影像学检查，进一步给出详细的检查判读，指导学生阅片。引导学生再次总结病例特点，得出明确诊断，拟定下一步诊治方案。教学过程中，带领学生掌握急性梗阻性化脓性胆管炎的急诊处理方案、治疗原则，熟悉急性梗阻性化脓性胆管炎的病理生理机制。

（韩小彤　杨　昭）

第十四章

创伤急危重症

第一节　天有不测风云，人有旦夕祸福

【学习目标】

1. 掌握急性胸腹部创伤的病理生理变化、诊断、鉴别诊断及急诊处理方案。
2. 熟悉危重患者评估方法。
3. 从病例中提升急诊创伤临床思维能力。
4. 培养学生自主学习的意识和能力、医患沟通能力及团队合作能力。

【教师案例指引方案】

将病例资料分步提供给学生，教师隐藏病例线索并在恰当的时机提供病例线索。根据教学目标预设问题，引导学生自己总结和提出问题。当学生提出来的问题偏离了教学目标时，教师根据预设问题进行引导。

【课堂内时间安排】

1. 一次课程时间：120分钟。
2. 教师介绍时间：5分钟。
3. 学生讨论时间：80~90分钟。
4. 学生总结时间：15~20分钟。
5. 教师总结与讲评时间：10~15分钟。

◆ 第一幕 命悬一线

刘某，30 岁女性，约 1 小时前不慎被大货车撞伤，具体受伤经过不详，当即昏迷，呼之不应，他人拨打 120 急救电话，后由救护车送入中南大学湘雅医院急诊科，急诊行头胸腹部+盆腔三维 CT，结果提示：多发肋骨骨折、肺损伤、腹腔脏器损伤、骨盆骨折及腹腔血管损伤可能。测血压 64/24 mmHg。（以上资料可以提前一周发给学习小组）

教师指引学生讨论的问题

1. 提炼主诉与现病史。
2. 目前存在的问题。
（1）胸部外伤的处理。
（2）腹部外伤的处理。
（3）休克的病理生理机制。
3. 简述下一步需要补充的病史、重点部位体格检查及重点的检验检查。
提出需要补充的病史、重点部位体格检查及重点的检验检查后，提供如下资料：
刘某，女，30 岁，2020 年 12 月 3 日 19：29 入院。
主诉：车祸致昏迷 1 小时。
既往史：既往体健。
入院体格检查：T 36.0 ℃，P 144 次/min，R 24 次/min，BP 101/64 mmHg，SPO$_2$ 98%。神志模糊，躁动不安，双侧瞳孔等大等圆 3.0 mm，对光反射迟钝，颈软，胸廓挤压征阳性，双肺呼吸音稍低，未闻及明显干湿性啰音，心率 144 次/min，律齐，腹平软，全腹压痛，无明显反跳痛，会阴部挫裂伤伴流血，四肢未扪及明显骨摩擦，肌力肌张力检查欠合作，双巴氏征(-)。GCS 评分：E4V3M4＝11 分。PHI 评分：6 分。

辅助检查：
血常规：WBC 13.99×10^9/L，RBC 1.79×10^9/L，Hb 52 g/L，PLT 94×10^9/L。
凝血功能：APTT>180.0 s，PTA 25.5%，Fib 0.5 g/L，PT 26.5 s。
血气分析：pH 7.196，PaO$_2$ 83.6 mmHg，PaCO$_2$ 36.9 mmhg，Glu 17.9 mmol/L，Lac 7.8 mmol/L，BE -12.92 mmol/L。

头胸腹部及盆腔三维 CT(图 14-1-1)：右侧第 4~5 肋骨骨折、左侧第 6~8 肋腋段不全骨折，并双肺挫裂伤、双侧液气胸。左侧膈疝(外伤性膈肌破裂所致?)，肝脏多发肝挫伤并盆腔积血、积液，左侧腰大肌挫伤，腹膜后血肿。骨盆多发粉碎性骨折伴左侧骶髂关节脱位、L5 左侧横突骨折，并邻近组织挫伤。膀胱充盈不佳，膀胱破裂待排。右侧髂内动脉近端破裂?

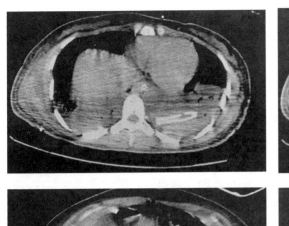
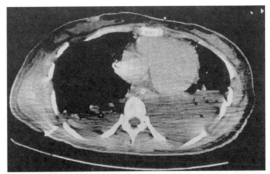
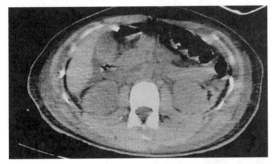
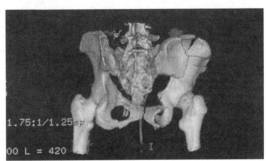
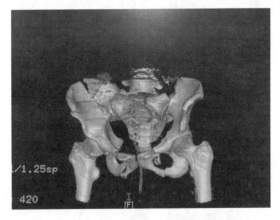

图 14-1-1　头胸腹部+盆腔三维 CT

教师指引学生讨论的问题

1. 总结患者的病例特点。

2. 判读检验检查结果。

3. 该患者可能的诊断、紧急处理方案，病情判断。

4. 分析失血原因及失血部位，是否存在活动性出血？

5. 休克的治疗，如何补液？

6. 还需要进一步询问哪些病史？

本幕结局与转归：立即予以补液、扩容、止血、升压、备血等治疗。患者手术指征明确，需紧急手术抢救，创伤中心各专科会诊，直接由急诊科入手术室抢救。

行左侧剖胸探查止血+左侧膈肌修补+肺胸部+胸膜粘连烙断+左侧胸腔闭式引流术；部分小肠切除+肠吻合+乙状结肠造瘘术；子宫破裂修补术+外阴裂伤修补术；膀胱修补+膀胱造瘘术；左下肢持续骨牵引。

各科手术结束后术中共输注浓缩红细胞 14 U，新鲜冰冻血浆 1000 mL，冷沉淀 24 U，单采血小板 2 个治疗量。术后转 EICU 继续治疗。

本幕小结

给出基本病例资料，引导学生总结病例特点，得出初步诊断，评估病情危重程度，拟定下一步的诊治措施。给出主要的异常检查结果，引导学生对初步诊断提出疑问。在整个过程中，要求学生掌握多发伤的急诊处理方案、危重患者的评估方案。

◆ 第二幕 一波未平一波又起

患者术后意识障碍，需呼吸机辅助呼吸。于 12 月 6 日出现无明显诱因的血压、血氧饱和度下降，伴有双侧瞳孔扩大（等大），直径约 6 mm，对光反射消失，经处理后血压、血氧饱和度上升至正常范围，瞳孔左 3 mm、右 4 mm，对光反射消失。12 月 7 日复查头部 CT（图 14-1-2）：双侧额顶枕叶、双侧小脑半球新见病变并脑沟、脑裂、脑池和脑室变窄。考虑：脑挫伤（弥漫性轴索损伤）？脑梗死？头部皮下软组织水肿。

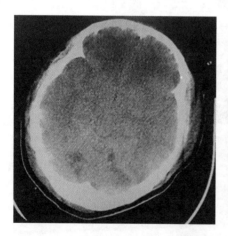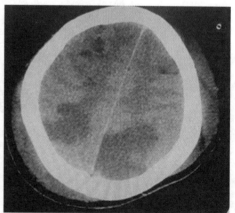

图 14-1-2 头部 CT

神经外科会诊后当日于床旁行脑室引流术。2020 年 12 月 9 日复查头部 CT，见颅内高压较前缓解，环池显露，但患者自主意识差。当日行气管切开术。12 月 16 日拔除脑室引流管。12 月 18 日在全麻下行骶骨骨折有限切开闭合牵引空心钉钢板螺丝钉骨盆架固定术

+骶髂关节清理术。12月21日开始高压氧治疗。12月25日患者自主呼吸明显好转，封气管导管及拔除气切导管。

 教师指引学生讨论的问题

1. 总结病例特点。
2. 简述可能的诊断及鉴别诊断。
3. 分析血压下降的原因。
4. 简述颅脑损伤常见表现。
5. 简述导致误诊、漏诊的因素。
6. 分析第一次头部 CT 没有异常，复查 CT 结果为异常的原因是什么？
7. 下一步的处理方案是什么？

本幕结局与转归：经积极对症治疗后，患者神志由昏迷逐渐转为清醒，病情较前稳定，但仍存在四肢活动障碍、左下肢麻木疼痛、视物模糊、饮水呛咳、大小便障碍等情况；于2020年12月30日转康复科继续治疗。

 本幕小结

给出基本病例资料，引导学生总结病例特点，得出诊断，评估病情危重程度，拟定下一步的诊治措施。给出主要的异常检查结果，引导学生对初步诊断提出疑问。在整个过程中，要求学生掌握颅脑损伤的急诊处理方案、危重患者的评估方案。

（龙 勇）

第二节 曲曲折折的创伤

 【学习目标】

1. 掌握急性创伤的急诊处理方案。
2. 掌握创伤患者评估方法。
3. 熟悉创伤患者体查顺序。
4. 掌握创伤后脂肪栓塞的病理生理变化、诊断、鉴别诊断及急诊处理流程。
5. 从创伤性休克并发脂肪栓塞的病例中提升急诊临床思维能力。
6. 培养学生自主学习的意识和能力及发现问题和分析问题的能力。

【教师案例指引方案】

3~8名住培学生组成学习小组，分三次教学活动完成本轮 PBL 教学。部分病例资料提前一周分享给学习小组，学生提前学习相关知识，组长提前对学习任务做好分工。课堂中,将病例资料分步提供给学生,教师隐藏病例线索并在恰当的时机提供病例线索。根据教学目标预设问题,学生自己提出、讨论及解决问题。当学生提出来的问题偏离了教学目标时,教师根据预设问题进行引导。课堂中,教师不提供任何问题的答案,由学习小组课后自主学习并在下次课堂汇报。

【课堂内时间安排】

1. 一次课程时间:120 分钟。
2. 教师介绍时间:5 分钟。
3. 学生讨论时间:90 分钟。
4. 学生总结时间:15 分钟。
5. 教师总结与讲评时间:10 分钟。

◆ 第一幕　创伤急救时

熊某,男,55 岁,于 13:00 骑摩托车被超车的小汽车撞倒,出现全身多处疼痛,伴双下肢活动受限及活动性出血,当时神志清楚,无恶心、呕吐、发热、气促、腹痛、大小便失禁、颈部疼痛,无肢体抽搐等不适,由 120 救护车急送至中南大学湘雅医院急诊科就诊。

你是急诊科抢救室的白班值班医生,14:00 左右,熊某来到了分诊台。分诊台测生命体征:T 36.5 ℃,P 115 次/min,R 22 次/min,BP 92/60 mmHg,SPO_2 99%。平车送入急诊科抢救室。(以上资料可以提前一周发给学习小组)

教师指引学生讨论的问题

1. 创伤患者初期评估。
初期评估中应立即识别危及生命的损伤(ABCD 法)。
A:气道(气道阻塞、气道损伤)。
B:呼吸(张力性气胸、开放性气胸、连枷胸伴肺挫伤)。
C:循环(失血性休克、心源性休克、神经源性休克)。
D:失能(颅内出血)。
2. 初始急救处理。
院外:气道和颈椎保护、止血、包扎、固定、转运(院外未完成的院内补救,如颈托保护颈椎,加压包扎止血,夹板或石膏固定患肢,胸带固定)。
院内:抗休克治疗(积极补液,申请输血),严密监测呼吸情况,必要时呼吸支持治疗。
3. 二次评估(询问病史、体格检查、辅助检查)。
提出需要补充的病史、体格检查及辅助检查后,提供如下资料:
熊某,男,55 岁,9 月 11 日 13:00 车祸伤,9 月 11 日 14:00 由 120 救护车转运至急诊科。
主诉:车祸后全身多处疼痛伴双下肢活动受限 1 小时。

现病史：患者于 13：00 骑摩托车被超车的小汽车撞倒，出现全身多处疼痛，伴右下肢活动受限及活动性出血，当时神志清楚，无恶心、呕吐、发热、气促、腹痛、大小便失禁、颈部疼痛，无肢体抽搐等不适，由 120 救护车急送至中南大学湘雅医院急诊科就诊。

既往史：有高血压病史，血压最高 160/90 mmHg，未规律服药治疗，血压控制情况不详。

一般检查：T 36.5 ℃，P 115 次/min，R 22 次/min，BP 92/60 mmHg，SPO₂ 99%。神志清楚，贫血貌，双侧胸廓挤压试验阳性，双肺未闻及干湿啰音。心率 115 次/min，律齐，无杂音。腹平软，无压痛及反跳痛。双下肢活动受限，左大腿近端肿胀，可见不规则创口，敷料覆盖创口，敷料可见较多血迹，可扪及轻微骨擦感，右大腿中段肿胀，可触及骨擦感，双下肢远端血运可，四肢皮温低。

完善相关检查，结果如下：

头颅+颈椎+胸部+全腹 CT：①颅内未见明显异常；②颈椎未见明显骨折征象；③右侧第 9 肋骨骨折，双侧部分肋骨骨皮质欠规整，骨折待排除；④T8 椎体压缩性骨折；⑤L3、L4 椎体横突骨折，L5 椎体骨折。

双下肢 CT：右股骨中段及左股骨上段粉碎性骨折。

血常规：WBC 10.2×10⁹/L，Hb 92 g/L，PLT 160×10⁹/L。

凝血功能：Fib 1.7 g/L，D-二聚体 8.78 mg/L。

生化：ALB 27.4 g/L，胆红素、ALT、AST 正常；肾功能正常；心肌酶正常；血糖 8.8 mmol/L；血淀粉酶正常。

4. 简述各部位伤情评估。

5. 总结患者的病例特点。

6. 简述目前的诊断及鉴别诊断。

7. 下一步的治疗方案是什么？

本幕结局与转归：经过积极补液 3000 mL，输血红细胞 4 U，新鲜冰冻血浆 600 mL，左下肢清创缝合牵引固定等急救处理后，患者血压上升至 132/80 mmHg，心率 80 次/min 左右，四肢皮温升高，血红蛋白上升至 103 g/L。目前休克纠正，但患者多处损伤，损伤后出现过休克，病情较重，收住 EICU 严密监护治疗。

本幕小结

给出基本病例资料，引导学生总结病例特点，得出初步诊断，评估病情危重程度，拟定下一步的诊治措施。在整个过程中，要求学生掌握创伤的急诊处理原则、危重患者的评估方法；熟悉创伤的病理生理机制。

◆ **第二幕 午夜惊魂**

9 月 12 日 3：00 患者心电监护提示血氧饱和度下降至 85%，查看患者呼之不应，无四肢抽搐，无大小便失禁，无恶心呕吐。体查：BP 154/90 mmHg，神志浅昏迷，双侧瞳孔等大等圆，对光反射灵敏。双肺呼吸音粗，双下肺可闻及少许散在湿性啰音。心率111 次/min，律齐，无杂音。腹平软，肠鸣音正常。右侧巴氏征阳性。

教师指引学生讨论的问题

1. 突发情况的紧急处理。
2. 是否存在气道高风险？如果是，是否需要气管插管？
3. 患者突然出现昏迷病因分析。
4. 下一步需要完善何种检查以明确病情变化的原因？

本幕结局与转归：患者突发意识障碍，血氧饱和度下降，血压尚可，结合病史，要考虑迟发性颅内血肿、急性肺栓塞、脑栓塞、代谢性脑病等情况。立即予以气管插管、呼吸机辅助通气，患者血氧饱和度正常，密切监测生命体征及神志、瞳孔变化。

本幕小结

患者出现病情变化，引导学生对病情变化的原因进行分析。重新以 ABCD 法评估病情严重程度，把握气管插管时机。

◆ 第三幕 合理性分析

完善头颅 CT 及 CTPA 检查，均未见明显异常。

教师指引学生讨论的问题

1. 总结病例特点及病情变化过程。
2. 讨论突发意识障碍的鉴别诊断。
3. 脂肪栓塞发病机制。

根据学生提出的需要完善的检验检查资料，可补充以下资料：

头颅 MRI 检查，结果如下（图 14-2-1）。

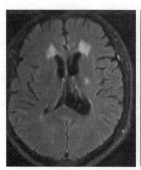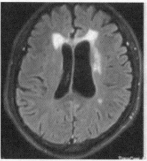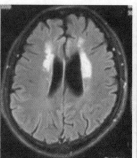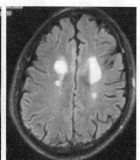

图 14-2-1 患者头颅 MRI

4.下一步的处理方案是什么？

本幕结局与转归：予以呼吸机辅助通气、抗凝、抗感染、营养支持治疗，患者神志转清醒，随后脱机拔管，后期转骨科继续治疗。

本幕小结

患者外伤起病，主要损伤为长骨骨折，住院过程中突发意识障碍，针对患者突发意识障碍进行分析，考虑存在以下可能：颅内损伤(血肿、蛛网膜下腔出血、脑干出血、弥漫性轴索损伤)；脑梗死(血栓栓塞、脂肪栓塞、空气栓塞)；代谢性脑病(糖尿病高渗、糖尿病酮症酸中毒、肝性脑病、肺性脑病、尿毒症性脑病)；缺血缺氧性脑病；颅内感染；低血糖；中毒(一氧化碳中毒、苯二氮䓬类药物中毒)。讨论下一步应完善哪些检查进行鉴别诊断，最后头颅 MRI 提示脑梗死，结合该患者病史，脑梗死病因考虑脂肪栓塞可能性大。下肢骨折严重并发症有脂肪栓塞，分析其病理生理机制，长骨骨折，骨髓中脂肪进入血循环静脉血中，回到右心，再到达肺动脉，经过肺毛细血管易发生栓塞事件，导致肺栓塞，但是该脂肪颗粒难以经过肺毛细血管从而进入体循环，那么脂肪栓塞导致脑梗死发病机制是什么呢？引导学生进行讨论，最后总结脂肪栓塞综合征发病机制主要有 3 种：①机械理论，认为在创伤或侵入性手术等外力作用下，骨髓或脂肪组织中的脂肪微粒进入静脉循环中，在创伤后机体应激反应和血液中脂肪微粒的相互作用下，机体血液流变发生改变凝血功能异常，进一步与血液中脂肪微粒作用使其体积增大，通过肺微血管时易发生栓塞，从而导致肺功能障碍。②生化理论，当脂肪栓子进入静脉循环后会引发机体炎症反应和凝血功能异常，快速产生纤维蛋白和血小板聚集，进一步促进游离脂肪酸产生并释放入血，在炎症因子作用下使游离脂肪酸聚集为脂肪滴，并随血液循环进入组织器官微血管系统，导致一系列临床症状发生。③综合理论学说，脂肪栓子在肺部血管发生机械性阻塞，刺激周围血管内皮细胞释放出大量的脂酶或因创伤后机体应激反应，诱发肾上腺分泌儿茶酚胺。儿茶酚胺既有动员脂类的作用，使血脂升高，又有激活腺嘌呤环化酶的作用，从而催化血清中不活动的脂酶变成活动性脂酶。中性脂肪在脂酶的作用下，水解成游离脂肪酸和甘油，被阻塞的肺部血管受游离脂肪酸刺激，发生化学性血管炎症反应，进一步加重损伤，出现一系列临床症状。

(江 涛)

第十五章

妇产科急危重症

第一节 扑朔迷离的呕吐腹泻

【学习目标】

1. 掌握急性胃肠炎的急诊处理方案。
2. 掌握危重患者评估方法。
3. 熟悉呕吐、腹泻、低血压的病理生理机制。
4. 异位妊娠破裂的病理生理变化、诊断及鉴别诊断、急诊处理流程。
5. 从消化道症状起病合并休克的病例中提升急诊临床思维能力。
6. 培养学生自主学习的意识和能力、医患沟通能力及团队合作能力。

【教师案例指引方案】

3~8名住培学生组成学习小组,分三次教学活动完成本轮PBL教学。部分病例资料提前一周分享给学习小组,学生提前学习相关知识,组长提前对学习任务做好分工。课堂中,将病例资料分步提供给学生,教师隐藏病例线索并在恰当的时机提供病例线索。根据教学目标预设问题,学生自己提出、讨论及解决问题。当学生提出来的问题偏离了教学目标时,教师根据预设问题进行引导。课堂中,教师不提供任何问题的答案,由学习小组课后自主学习并在下次课堂汇报。

【课堂内时间安排】

1. 一次课程时间:120分钟。
2. 教师介绍时间:5分钟。
3. 学生讨论时间:90分钟。

4. 学生总结时间：15 分钟。

5. 教师总结与讲评时间：10 分钟。

◆ 第一幕　雾里看花

小花今年 29 岁，是中南大学湘雅医院的一名护士，昨天晚上家里做了花甲，平日不怎么吃海鲜的她也忍不住吃了三个。第二天她照常上班，中午时开始觉得恶心，呕吐了十余次，吐出来一些食物和水。她觉得全身乏力，头晕，冒冷汗，然后拉了两次肚子，都是稀便，没有黏液和鲜血。她打电话给护士长，安排了同事换班，护士长叫她先回自己科室输液，同事还给她拿来了蒙脱石散和口服补液盐让她吃下，再次上厕所久蹲后发生晕厥 1 次。

你是急诊科抢救区的白班值班医生，这天 14：00 左右，分诊台来了一名中南大学湘雅医院护士小花，自称昨晚吃了三个花甲，今天中午开始出现呕吐腹泻，回自己科室输晶体液 1500 mL 后仍觉得全身乏力不适，遂来急诊科。她提到，自己公公昨晚也吃了花甲，今天也有呕吐、腹泻的症状。分诊台测生命体征：T 36.5 ℃，P 115 次/min，R 30 次/min，BP 72/48 mmHg，SPO_2 99%。小花入抢救室后，自觉症状有所缓解，提出要求仅在急诊科观察一段时间就出院，未挂号，不想做相关检查。（以上资料可以提前一周发给学习小组）

教师指引学生讨论的问题

1. 提炼主诉与现病史。

2. 目前存在的问题与疾病的病理生理机制。

(1)呕吐的病理生理机制。

(2)腹泻的病理生理机制。

(3)低血压的病理生理机制。

3. 该患者的腹泻类型。

4. 简述下一步需要补充的病史、重点部位体格检查及重点的检验检查。

提出需要补充的病史、重点部位体格检查及重点的检验检查后，提供如下资料：

小花，女，29 岁，已婚，护士，6 月 26 日 14：00 就诊于急诊科。

主诉：呕吐腹泻 1 天。

现病史：患者于 6 月 25 日晚餐进食花甲，6 月 26 日中午出现呕吐，呕吐十余次，均为水样胃内容物，伴全身乏力、头晕、出冷汗，后出现腹泻 2 次，为稀便，无黏液、血丝。于患者工作的科室输液 1500 mL，并服用蒙脱石散、口服补液盐，仍有呕吐、乏力、头晕，自测血压 70/40 mmHg 左右，遂入急诊科。其公公 6 月 25 日与患者共同进食花甲，今日有呕吐、腹泻症状，丈夫同食，无症状。

既往史：甲减 4 年，规律服用优甲乐。不孕症病史。

一般检查：T 36.5 ℃，P 108 次/min，R 32 次/min，BP 74/44 mmHg，SPO_2 100%。神志清楚，口唇干燥苍白，贫血貌，双肺未闻及干湿啰音，心率 108 次/min，律齐，双下腹部有压痛，反跳痛可疑阳性，肠鸣音减弱。

5. 总结患者的病例特点。

6. 简述目前的诊断及鉴别诊断。

7. 简述下一步需要完善的检验检查。

8. 用怎样的方式说服患者完成检查？

本幕结局与转归：经积极补液(共输液 2500 mL)、抗感染后，患者血压仍低。

本幕小结

给出基本病例资料，引导学生总结病例特点，得出初步诊断，评估病情危重程度，拟定下一步的诊治措施。在整个过程中，要求学生掌握急性胃肠炎的急诊处理方案、危重患者的评估方案；熟悉呕吐、腹泻、休克的病理生理机制。

◆ 第二幕 见微知著

说服患者，完善抽血检查，主要结果如下：

血常规：WBC $20 \times 10^9/L$, Hb 87 g/L, 中性粒细胞绝对值 $17.6 \times 10^9/L$, 中性粒细胞百分比 88.2%, PLT $193 \times 10^9/L$。

生化：ALB 32.2 g/L, 胆红素、ALT、AST 正常、肾功能正常，血糖 12.2 mmol/L。血淀粉酶正常。

炎症指标：PCT 0.15 ng/mL。

教师指引学生讨论的问题

1. 判读检验检查结果。

2. 该患者可能的诊断、紧急处理方案，病情判断。

3. 患者是否存在休克？如果是，分析休克的类型。

(1)失液导致休克：分析贫血原因。

(2)失血性休克：分析失血原因及失血部位，是否存在活动性出血？

4. 休克的治疗，如何补液？

5. 修正诊断。

6. 还需要进一步询问哪些病史、完善哪些体格检查？

7. 下一步的处理方案是什么？

本幕结局与转归：头晕乏力症状加重，嗜睡，血压仍低，予以多巴胺维持血压。

本幕小结

给出主要的异常检查结果，引导学生对初步诊断提出疑问。在整个过程中，要求学生掌握检验检查结果的判读，分析患者是否存在休克，要求学生掌握休克的类型，休克的补液原则。根据检验检查结果进行下一步的修正诊断及进一步的处理，培养学生发散性的临床思维能力。

◆ **第三幕　水落石出** ──────────────────◇◇

补充病史：被告知可能要做 HCG、腹部 B 超、增强腹部 CT 后，小花告诉医生，她有不孕症，最近打了两次促排卵针，准备近期去做试管婴儿，仍拒绝 HCG 检查。

月经史：13 岁初潮，自诉月经规律，7 天/45~50 天，末次月经时间为 5 月 30 日，持续7 天。

婚育史：26 岁结婚，辅助生殖 1 次后生化妊娠，近期已注射 2 次促排卵针，拟行第2 次辅助生殖。

补充体查：口唇苍白，左下腹压痛反跳痛(+)，肠鸣音弱，移动性浊音(+)。

教师指引学生讨论的问题

1. 总结病例特点；腹腔积液的病因与机制。
2. 简述可能的诊断与鉴别诊断。
3. 简述下一步需要完善的检验检查。

根据学生提出的需要完善的检验检查资料，可补充以下资料：

腹部超声检查，结果如下(图 15-1-1)。

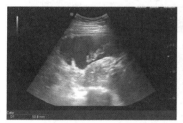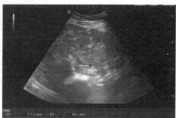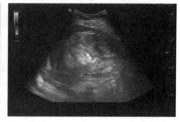

图 15-1-1　患者腹部超声图

床旁超声引导下行诊断性腹穿：不凝血 0.5 mL。

腹部增强 CT(图 15-1-2)：①腹腔及盆腔片状高密度灶，考虑为出血灶，原因待查。②右侧附件区囊性低密度灶，性质待定。

妇科检查：外阴发育正常；阴道畅，内见少许血迹；宫颈正常大小，光滑，无举痛及摇摆痛；子宫前位，正常大小，质软，轻压痛；双附件左侧有压痛。

尿妊娠试验(+)，抽血查人绒毛膜促性腺激素(+)。

4. 总结病例特点，分析可能的诊断及鉴别诊断。
5. 明确患者的末次月经时间(最后经妇科医生判断，患者 6 月 26 日就诊，末次月经时间为 4 月 19 日，5 月 30 日出现阴道出血，持续 7 天)。
6. 简述异位妊娠常见部位。
7. 简述异位妊娠破裂出血的病理生理机制。
8. 简述异位妊娠手术指征。

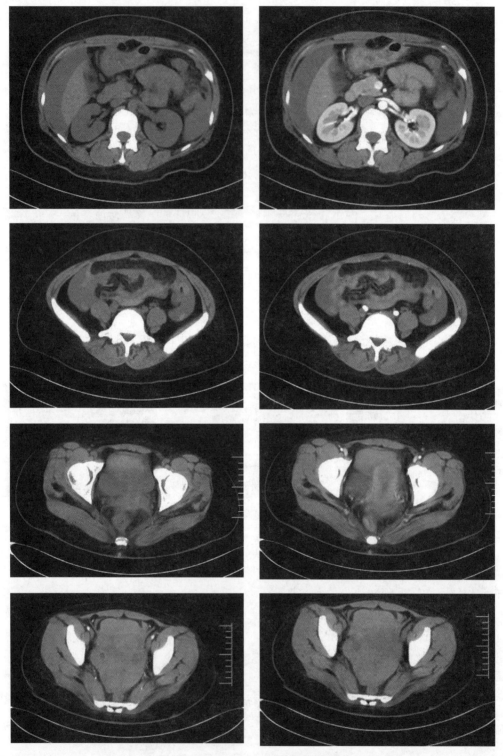

图 15-1-2　患者腹部 CT

9. 简述体液与血液丢失的鉴别要点。

10. 简述导致误诊、漏诊的因素。

11. 怎样避免有医学背景的患者或中南大学湘雅医院职工干扰医疗流程？

12. 下一步的处理方案是什么？

本幕结局与转归：完善术前检查、备血，行急诊手术。术中见：盆腹腔大量积血约2300 mL，左输卵管峡部膨大，成一约 4 cm×2 cm 包块，有一破口，活动性出血。行左侧输卵管切除术。术后 3 天出院。

本幕小结

根据上次讨论得出的与初步诊断不相符的症状、体征、实验室检查，进一步给出详细的病史及检查结果。引导学生再次总结病例特点，得出诊断，拟定下一步诊治方案。教学过程中，带领学生掌握异位妊娠的急诊处理方案、异位妊娠手术指征，熟悉异位妊娠的病理生理机制、临床表现；探讨该病例误诊、漏诊的原因，讨论如何提高医患沟通技能和病史采集过程中获取信息的能力。

课程思政

谈话和触摸，是医护人员探寻病因和减除患者痛苦的两件法宝。采集病史与体格检查是疾病诊断的主要依据。由于女性生殖系统疾病常常涉及患者的隐私和与性生活有关的内容，在医务人员采集健康史和进行妇科检查时，患者可能感到害羞和不适。因此，医护人员除了掌握正确的方法以外，还需要给予患者人文关怀：提供舒适的诊疗环境，注意语言沟通技巧，体查动作轻柔细致，尊重患者的生命价值、人格尊严和个人隐私，给予充分的解释及人文关怀，用"心"去做每一件事，用"真诚"去对待每位患者。

（王爱民　曾　凤）

第二节　揭秘腹痛背后的真相

【学习目标】

1. 掌握妊娠合并腹痛的急诊处理方案。

2. 熟悉病情危重程度评估方法。

3. 熟悉腹痛、妊娠高血压、子痫的病理生理机制。

4. 掌握妊娠高血压综合征的病理生理变化、诊断、鉴别诊断及急诊处理流程。

5. 关注因腹痛、呕吐等消化道症状起病的孕产妇，尽早识别高危孕产妇，提升急诊临床思维能力。

6.培养学生自主学习的意识和能力、医患沟通能力及团队合作能力。

【教师案例指引方案】

3~8 名住培学生组成学习小组，分三次教学活动完成本轮 PBL 教学。部分病例资料提前一周分享给学习小组，学生提前学习相关知识，组长提前对学习任务做好分工。课堂中，将病例资料分步提供给学生，教师隐藏病例线索并在恰当的时机提供病例线索。根据教学目标预设问题，学生自己提出、讨论及解决问题。当学生提出来的问题偏离了教学目标时，教师根据预设问题进行引导。课堂中，教师不提供任何问题的答案，由学习小组课后自主学习并在下次课堂汇报。

【课堂内时间安排】

1.一次课程时间：120 分钟。

2.教师介绍时间：5 分钟。

3.学生讨论时间：90 分钟。

4.学生总结时间：15 分钟。

5.教师总结与讲评时间：10 分钟。

◆ 第一幕　被"轻视"的腹痛

24 岁的小红，孕 31^{+5} 周，在某国有企业上班。她比较文静，性格偏内向，刚刚走上工作岗位，与单位同事还不是很熟悉，晚餐进食烤肉等油腻食物，半夜里感到右上腹疼痛，伴有呕吐数次，自觉能忍受，早上仍然坚持到单位去上班，下午的时候感到腹痛、呕吐无好转，同事把小红送到就近的医院就诊。分诊台测生命体征：T 36.6 ℃，P 109 次/min，R 22 次/min，BP 150/90 mmHg。小红入急诊科后，急诊科值班医生王医生接待了她们，简单地询问了小红发病前后的情况，包括有没有喝酒、受伤等情况，还有胃溃疡、肠炎、高血压病、心脏病、结核等病史，小红一一作了否定的回答。王医生还询问了小红的月经史及婚育史。小红既往行人工流产 1 次。现小红自觉胎动正常，呕吐后症状有所缓解，且既往有多次进食油腻食物后腹痛病史，每次急诊输液治疗后好转回家，因此小红提出要求仅在急诊科输液观察，不想做相关检查。(以上资料可以提前一周发给学习小组)

教师指引学生讨论的问题

1.提炼主诉与现病史。

2.简述目前存在的问题与疾病的病理生理机制。

（1）腹痛的病理生理机制。

（2）呕吐的病理生理机制。

（3）妊娠期高血压的病理生理机制。

3. 简述该患者的腹痛类型。

4. 简述下一步需要补充的病史、重点部位体格检查及重点的检验检查。

提出需要补充的病史、重点部位体格检查及重点的检验检查后，提供如下资料：

小红，女，24岁，已婚，某国有企业职员，10月11日15：50就诊于急诊科。

主诉：停经31^{+5}周，腹痛呕吐1天。

现病史：患者于10月10日晚餐进食烤肉后，10月10日夜间开始出现右上腹部疼痛伴有呕吐，呕吐4次，均为水样胃内容物，偶感头晕不适。10月11日仍坚持上班，自觉腹痛、呕吐症状不能缓解，遂入急诊科。与患者共同进食的同事无症状。

既往史：有多次进食油腻食物腹痛病史；人工流产1次。

一般检查：T 36.5 ℃，P 100次/min，R 20次/min，BP 150/100 mmHg。神志清楚，皮肤巩膜无黄染，口唇红润，无贫血貌，双肺未闻及干湿啰音，心率100次/min，律齐，腹部膨隆，腹部无压痛及反跳痛，肠鸣音弱。

5. 总结患者的病例特点。

6. 简述目前的诊断及鉴别诊断。

7. 简述下一步需要完善的检验检查。

8. 用怎样的方式说服患者完成检查？

本幕结局与转归：经补液保护胃黏膜、控制血压后，患者腹痛有好转，血压仍高达155/88 mmHg，18：00坚持要求回家。

本幕小结

给出基本病例资料，引导学生总结病例特点，得出初步诊断，注重鉴别诊断，评估病情危重程度，拟定下一步的诊治措施。在整个过程中，要求学生掌握孕产妇急腹症的急诊处理方案，危重患者的评估方案；熟悉腹痛、呕吐、妊娠期高血压的病理生理机制。

◆ 第二幕　一波三折

患者回家后腹痛好转，但当天22：00出现头晕、视物模糊症状，23：00在家人陪同下再次来到急诊科。分诊台测生命体征：T 36.8 ℃，P 118次/min，R 24次/min，BP 170/110 mmHg。急入抢救室，暂予以降血压处理。

说服患者，完善抽血检查，主要结果如下：

血常规：WBC 18.9×10^9/L，Hb 109 g/L，PLT 160×10^9/L，中性粒细胞百分比86.7%。

生化：ALT 50 U/L，AST 80 U/L，肾功能、电解质、血糖均正常。

凝血功能正常。

尿常规：尿蛋白(+++)。

教师指引学生讨论的问题

1. 判读检验检查结果。

2. 该患者可能的诊断、紧急处理方案，病情判断。

3. 患者是否存在妊高症？如果是，分析妊高症的类型。

4. 明确该患者妊高症种类，子痫前期的治疗，如何补液？

5. 修正诊断。

6. 还需要进一步询问哪些病史、完善哪些体格检查？

7. 下一步的处理方案是什么？

本幕结局与转归：头晕头痛加重，伴有间断抽搐。

本幕小结

给出主要的异常检查结果，引导学生对初步诊断提出疑问。在整个过程中，要求学生掌握检验检查结果的判读，分析患者是否存在妊高症，要求学生掌握妊高症分类，准确判断病情严重程度。根据病史资料进行下一步的修正诊断及进一步的处理，培养学生发散性的临床思维能力。

◆ 第三幕　争分夺秒

处理：患者病情迅速进展，头晕头痛、血压增高、尿蛋白阳性、抽搐，病情危重，我们该如何展开抢救？具体的抢救流程是什么？

教师指引学生讨论的问题

1. 总结病例特点。

2. 简述妊娠合并高血压、抽搐的病因与机制。

3. 简述可能的诊断与鉴别诊断。

4. 简述下一步需要完善的检验检查。

5. 总结病例特点，分析可能的诊断及鉴别诊断。

6. 简述治疗原则及救治流程。

7. 简述一般治疗方案。

8. 简述降压治疗方案。

9. 简述解痉、镇静的具体实施方案。

10. 简述终止妊娠的时机及方式。

11. 简述导致误诊、漏诊的因素。

12. 怎样避免因患者不配合诊疗，使病情判断延误、救治延迟，导致灾难性后果？

13. 下一步的处理方案是什么？

本幕结局与转归：经过急诊处理后，症状控制，终止妊娠，完善术前检查、备血，产科行急诊手术。母婴安全。住院治疗后顺利出院。

 本幕小结

根据上次讨论得出的与初步诊断不相符的症状、体征、实验室检查，进一步给出详细的病史及检查结果。引导学生再次总结病例特点，得出诊断，拟定下一步诊治方案。教学过程中，带领学生掌握妊高症的急诊处理方案、终止妊娠的手术指征，熟悉妊高症的病理生理机制、临床表现；探讨该病例误诊、漏诊的原因，讨论如何提高医患沟通技能和病史采集过程中获取信息的能力。

（江　涛）

第三节　命悬一线的临产昏迷

【学习目标】

1. 了解羊水栓塞的高危因素、发病机制及预后判断，熟悉孕妇常见的急危重症及特点。

2. 熟悉急危重症的急诊临床诊疗思维，加深对急诊医学多学科性、高度时效性的体会。

3. 熟悉急危重症救治中呼吸、循环功能的评估和支持，以及如何诊断和防治 DIC。

4. 掌握羊水栓塞典型的临床表现、诊断要点与鉴别诊断。

5. 掌握羊水栓塞病情评估、处理原则和救治要点，以及相关具体措施。

6. 以案例巩固学生的理论知识，锻炼学生的急诊临床诊疗思维和急危重症处理能力。

7. 提升学生对临床岗位核心胜任力的认知，包括临床知识的应用、学习的自我驱动性、人际关系与沟通技巧、医疗专业精神、患者救护、有效运用环境和系统资源等。

【教师案例指引方案】

3~8 名住培学生组成学习小组，分三次教学活动完成本轮 PBL 教学。部分病例资料提前一周分享给学习小组，学生提前学习相关知识，组长提前对学习任务做好分工。课堂中，将病例资料分步提供给学生，教师隐藏病例线索并在恰当的时机提供病例线索。根据教学目标预设问题，学生自己提出、讨论及解决问题。当学生提出来的问题偏离了教学目标时，教师根据预设问题进行引导。课堂中，教师不提供任何问题的答案，由学习小组课后自主学习并在下次课堂汇报。

【课堂内时间安排】

1. 一次课程时间：120 分钟。

2. 教师介绍时间：5 分钟。

3. 学生讨论时间：90 分钟。

4. 学生总结时间：15 分钟。

5. 教师总结与讲评时间：10 分钟。

◆ 第一幕　险象环生

阿兰，36 岁，怀孕 38 周，平时定期到家里附近的一个民营妇产科医院产检，目前一切顺利，打算临近预产期到该院分娩。今晨 8：00 左右在下楼梯时发现阴道溢液，患者丈夫立即将其送至家附近的平时产检的民营妇产科医院就诊，无明显腹痛，无阴道流血，简单活动后可出现头晕及乏力、恶心感，当时无晕厥，无呕吐；入诊室时诉有憋气感伴气短，血压 100/68 mmHg，心率 90 次/min，呼吸 25 次/min，体温 37.2 ℃，SPO₂ 93%，该院接诊医生立即联系产房拟收住院治疗。就在患者丈夫办理住院手续时，该名孕妇在轮椅上突发晕厥伴抽搐。

假设你是在该民营妇产科医院会诊的急危重症专业的专家，正好经过发现了这一幕，请问下一步应作何处理和推断？（以上资料可以提前一周发给学习小组）

🔎 教师指引学生讨论的问题

1. 面对这种突发情况，作为急危重症专业的医生，首要的处理应该是什么？

2. 孕妇常见的伴有呼吸、循环及意识改变的急危重症有哪些？

3. 简述下一步需要补充的病史、重点部位体格检查及重点的检验检查。

提出需要补充的病史、重点部位体格检查及重点的检验检查后，提供如下资料：

阿兰，女，36 岁，已婚，今晨 8：10 就诊于妇科门诊。

主诉：孕 38 周，阴道溢液 17 分钟，意识改变 2 分钟。

现病史：患者丈夫诉患者今晨 8：00 左右在下楼梯时发现阴道溢液，简单活动后可出现头晕及乏力、恶心感，无明显腹痛，无阴道流血，当时无昏迷，无呕吐，患者丈夫立即将其送至家附近平时产检的民营妇产科医院就诊，8：10 入院时诉有憋气感伴气短。入院时查生命体征为：血压 100/68 mmHg，心率 90 次/min，呼吸 25 次/min，体温 37.2 ℃，SPO₂ 93%。8：15 正当护士给患者完成采血，医生准备给患者办理住院手续时，患者突发尖叫后意识不清并间断肢体抽搐数十秒，于 8：17 送入急救室。

既往史：既往无高血压、糖尿病史，无心脏疾病史，无肝炎、结核病史，无手术、外伤及输血史。

月经及生育史：患者既往孕 2 产 1，2 年前因停育行清宫术；1 个月前产检超声检查提示胎儿足月，胎位正常。

一般检查：T 36.5 ℃，P 110 次/min，R 28 次/min，BP88/58 mmHg，SPO₂ 89%。神志模糊，稍躁动，面色苍白，口唇发绀，皮肤湿冷，双侧瞳孔等大等圆，对光反射灵敏，双肺底可闻及明显湿啰音，心率 118 次/min。腹部膨隆，肠鸣音弱，双下肢不肿。阴道溢液清亮，未见流血。

专科体查：宫高 36 cm，腹围 96 cm，头先露，入盆，胎儿估重 3500 g，胎心 80 次/min，宫缩 15 分钟扪及 1 次，骨盆外测量 26 cm（髂棘间径）、28 cm（髂嵴间径）、19 cm（骶耻外径）、9 cm（出口横径）。阴道检查：宫颈朝中，质地软，颈管消退 30%，宫口容一指，头先露，S-2，羊水清亮，未扪及条索状物及异常血管搏动，pH 试纸变蓝。宫颈评分 4 分。

4.总结患者的病例特点；结合患者特点，运用急诊临床诊疗思维分析患者突发意识障碍的原因。

5.患者是否存在休克？如果是，分析可能的休克类型和机制，以及相关治疗原则。

6.评估患者呼吸及氧合情况如何？出现这种情况的可能原因及进一步的处理方案。掌握气管插管及有创机械通气的指征。

7.目前可能的诊断及需要进一步完善的检验和检查有哪些？

本幕结局与转归：经快速补液（约 400 mL）、面罩高流量吸氧后，患者仍神志模糊，血压 87/50 mmHg，SPO_2 90%。约 12 分钟后，附近某三级甲等综合性医院救护车到达现场将患者转运至该院，于 8∶36 进入该医院急诊科复苏室。

🔍 本幕小结

患者起病急，病情危重，在疾病最终诊断及救治方案尚未明确之前，结合现有的基本病例资料，引导学生总结病例特点，快速评估病情，得出疾病的初步急诊处理和初步诊断，帮助学生初步建立急诊临床思维，并分析下一步可能采取的相关救治方案及措施。

◆ 第二幕　生死攸关 ⋯⋯⋯⋯⋯⋯⋯⋯⋯⋯⋯⋯⋯⋯⋯⋯⋯⋯⋯⋯⋯⋯⋯⋯◇◇

主要结果如下：

血常规：WBC 16.9×10^9/L，Hb 78 g/L，中性粒细胞百分比 93%，PLT 70×10^9/L。

生化：ALB 32.2 g/L，血糖 12.2 mmol/L，肾功能、血淀粉酶正常。

凝血功能：PT 25 s，INR 1.17，APTT 50 s，凝血酶时间 30 s，Fg 1.0 g/L，D-二聚体>2.0mg/L。

血气分析：pH 7.25，PaO_2 39 mmHg，PCO_2 40 mmHg，K^+ 4.8 mmol/L，Hct 32.6%，Lac 3.6 mmol/L，HCO_3^- 15 mmol/L，BE -3 mmol/L。

快速床旁检查结果：

心电图：正常心电图。

心脏彩超：心脏左心室功能和大小正常；右室中度扩张并三尖瓣轻度反流，平均肺动脉压大于 25 mmHg。

胎儿及附属物彩超：双顶径约 96 mm，头围约 337 mm，腹围约 342 mm，股骨长约 72 mm。胎位：头位。胎心率 80 次/min，心律齐。脐带血流：MAX 38.9 cm/s，MIN 9.6 cm/s，RI 0.51，S/D 4.0。胎儿颈部：可见"U"形压迹。胎盘：附着于子宫前壁，胎盘 Ⅱ 级，厚约 34 mm。羊水指数：左上、右上、左下和右下四个方位的最大羊水池的垂直径线分别为

0 mm、21 mm、30 mm、37 mm。宫内妊娠，单活胎，头位，胎盘Ⅱ级，胎儿大小相当于足月，胎儿脐带绕颈 1 周。S/D 比值高。

教师指引学生讨论的问题

1. 判读检验检查结果。

2. 掌握 DIC 的诊断标准。

3. 根据病史、目前临床表现及检查结果，该患者诊断能否明确？诊断依据有哪些？需要与哪些疾病相鉴别？简述进一步的修正诊断。

4. 简述发病机制。

5. 讨论制定该患者紧急处理方案：启动多学科团队救治(MDT)及应急反应机制的必要性，参与紧急救治的学科应该包括哪些；如何进行循环功能维持；如何气道保护及呼吸支持；心肺、凝血功能动态监测，DIC 防治及紧急输血方案的实施；肺动脉高压的解除；血流动力学监测的临床应用；多学科协作立即终止妊娠的必要性及终止方式的选择(阴道助产还是紧急剖宫产)。

6. 分析抢救相关药物(多巴酚丁胺、去甲肾上腺素、酚妥拉明、罂粟碱、阿托品、前列环素、氨甲环酸、地塞米松等)的应用时机、正确用法及作用机制。

本幕结局与转归：继续积极抢救的过程中，8：50 左右患者心率减慢至 50 次/min，血压 65/40 mmHg，再次陷入昏迷，瞳孔对光反射迟钝；于 8：55 突发心搏骤停。

本幕小结

引导学生基本确定疾病诊断，启动多学科团队救治(MDT)，包括急诊科、妇产科、新生儿科、麻醉科、心内科、心胸外科、呼吸内科、输血科、检验科及医务科，制定团队协作的紧急救治方案，包括血流动力学监测、合理补液、积极强心和升压、缓解肺动脉高压、有效呼吸支持、监测及纠正凝血功能，以及早期大剂量激素使用和紧急输血方案的实施，积极的生命支持和有效救治，为尽快终止妊娠创造有利条件。但患者病情十分凶险，病情继续加重并突发心搏骤停，随着救治难度的加大，在接下来的讨论过程中学生将会遇到更多棘手的实际问题和困难决策，从而引发大家对一个合格的医生应具备的临床岗位核心胜任力的思考。

◆ 第三幕 发引千钧

教师指引学生讨论的问题

1. 立即启动院内心搏骤停救治预案，此时高质量心肺复苏至关重要，按照 AHA-ACLS 的要求，应该如何实施高质量心肺复苏？

2. 肾上腺素如何使用？

3. 进一步讨论除此之外可能有效的干预措施有哪些，包括是否行主动脉内球囊反搏术和体外膜肺氧合。

4. 是否继续终止妊娠？

5. 此时，多学科团队应如何配合从而做到合理分工、有序协作？

6. 与家属谈话沟通如何进行？

本幕结局与转归：患者经 MDT 团队配合实施的高质量心肺复苏、高级心肺功能支持、及时就地终止妊娠等快速急救措施，于 10：05 恢复心跳和瞳孔对光反射，转 EICU 进一步高级生命支持及围手术期护理。3 天后，患者意识逐渐恢复正常，自主呼吸及血压平稳，予拔管撤机后转专科病房。

本幕小结

学生再次认识到该疾病的凶险性和高死亡率，以及及时识别和早期有效干预的重要性，更重要的是应懂得在面对凶险的病情变化和极端困难的情况下，如何快速启动和实施有效的 MDT，如何快速实施紧急输血方案，如何实施高效的医护沟通和配合，如何有效进行医患沟通、心理疏导及人文关怀，这无疑对学生急诊救治思维作出了更深层次的要求，恰能体现出一个专业医生理应具备的临床岗位核心胜任力。

（谭钰珍）

参考文献

[1] 黄钢，关超然.基于问题的学习(PBL)导论[M].北京：人民卫生出版社，2014.

[2] 关超然，辛幸珍.问题导向学习(PBL)平台之构建——案例设计、撰写技巧、参考实例与审核机制[M].北京：北京大学医学出版社，2018.

[3] 董卫国.临床医学PBL教程[M].2版.北京：人民卫生出版社，2015.

[4] Krishnan T，Pettersson G，Mukherjee R，et al. Cardiac angiosarcoma：A diagnostic and therapeutic challenge[J].J Cardiol Cases，2020，22(2)：90-93.

[5] Lee Y，Yoo KD，Baek SH，et al. Korean Society of Nephrology 2022 Recommendations on controversial issues in diagnosis and management of hyponatremia[J].Kidney Res Clin Pract，2022，41(4)：393-411.

[6] 陈灏珠，钟南山，陆再英.内科学[M].9版.北京：人民卫生出版社，2018.

[7] 陈灏珠.Braunwald心脏病学——心血管内科学教科书[M].11版.北京：人民卫生出版社，2022.

[8] 陈荣昌，钟南山，刘又宁.呼吸病学[M].3版.北京：人民卫生出版社，2022.

[9] 陈孝平，汪建平，赵继宗.外科学[M].9版.北京：人民卫生出版社，2018.

[10] 陈哲，梁梅英，王建六.妊娠期血小板减少程度对母儿结局的影响[J].中华围产医学杂志，2011，14(5)：267-272.

[11] 褚玉莹，王雪，戴红良.肝性脑病药物治疗进展[J].世界华人消化杂志，2021，29(2)：58-64.

[12] 杜斌，隆云.危重症医学[M].3版.北京：人民卫生出版社，2021.

[13] 杜兰芳，马青变.《2020年中国心搏骤停后脑保护专家共识》解读二：目标温度管理[J].中华脑血管病杂志(电子版)，2021，15(5)：293-296.

[14] 杜兰芳，马青变.《2020年中国心搏骤停后脑保护专家共识》解读一：神经功能评估[J].中华脑血管病杂志(电子版)，2021，15(4)：228-231.

[15] 葛均波，徐永健，王辰.内科学[M].9版.北京：人民卫生出版社，2018.

[16] 郭莉萍.叙事医学[M].北京：人民卫生出版社，2020.

[17] 何亚荣，郑玥，周法庭，等.2020年美国心脏协会心肺复苏和心血管急救指南解读——成人基础/高级生命支持[J].华西医学，2020，35(11)：1311-1323.

[18] 胡品津，谢灿茂.内科疾病鉴别诊断学[M].7版.北京：人民卫生出版社，2021.

[19] 中华医学会呼吸病学分会慢性阻塞性肺疾病学组, 中国医师协会呼吸医师分会慢性阻塞性肺疾病工作委员会. 慢性阻塞性肺疾病诊治指南 (2021年修订版) [J]. 中华结核和呼吸杂志, 2021, 44(3): 170-205.

[20] 黄晓军, 黄河, 胡豫. 血液内科学 [M]. 3版. 北京: 人民卫生出版社, 2021.

[21] 中国医师协会急诊医师分会, 中国毒理学会中毒与救治专业委员会. 急性中毒诊断与治疗中国专家共识 [J]. 中华急诊医学杂志, 2016, 25(11): 1361-1375.

[22] 《老年患者低钠血症的诊治中国专家建议》写作组. 老年患者低钠血症的诊治中国专家建议 [J]. 中华老年医学杂志, 2016, 35(8): 795-804.

[23] 李兰娟, 王荷花. 传染病学 [M]. 9版. 北京: 人民卫生出版社, 2018.

[24] 李兰娟, 任红. 血液病简明鉴别诊断学 [M]. 北京: 人民卫生出版社, 2016.

[25] 李小刚. 急诊医学 [M]. 2版. 北京: 高等教育出版社, 2016.

[26] 李震中, 冯立群, 马青变, 等. 《2020中国心搏骤停后脑保护专家共识》解读三: 药物治疗 [J]. 中华脑血管病杂志(电子版), 2021, 15(6): 356-360.

[27] 廖二元, 袁凌青. 内分泌代谢病学 [M]. 4版. 北京: 人民卫生出版社, 2019.

[28] 廖二元. 内分泌代谢病学 [M]. 3版. 北京: 人民卫生出版社, 2012.

[29] 刘大为. 实用重症医学 [M]. 2版. 北京: 人民卫生出版社, 2017.

[30] 刘鸣, 崔丽英, 谢鹏. 神经内科学 [M]. 3版. 北京: 人民卫生出版社, 2021.

[31] 刘源, 付锦. 隐球菌性脑膜脑炎诊断与治疗进展 [J]. 脑与神经疾病杂志, 2016, 24(12): 789-792.

[32] 柳俊. 明明白白心电图 [M]. 4版. 广东: 广东科技出版社, 2018.

[33] 龙村, 赵举. ECMO手册 [M]. 2版. 北京: 人民卫生出版社, 2019.

[34] 马克思·霍克伯格·瓦尔斯. 罗森急诊医学 [M]. 7版. 李春盛, 译. 北京: 北京大学医学出版社, 2013.

[35] 沈洪, 刘中民. 急诊与灾难医学 [M]. 3版. 北京: 人民卫生出版社, 2018.

[36] 万学红, 卢雪峰. 诊断学 [M]. 9版. 北京: 人民卫生出版社, 2018.

[37] 王化泉, 何广胜, 李莉娟. 自身免疫性溶血性贫血诊断与治疗中国专家共识 (2017年版) [J]. 中华血液学杂志, 2017, 38(4): 265-267.

[38] 王建枝, 钱睿哲. 病理生理学 [M]. 9版. 北京: 人民卫生出版社, 2018.

[39] 王锦帆, 许迪. 临床思维导引 [M]. 北京: 人民卫生出版社, 2017.

[40] 王庭槐. 生理学 [M]. 9版. 北京: 人民卫生出版社, 2018.

[41] 王维治. 神经病学 [M]. 5版. 北京: 人民卫生出版社, 2006.

[42] 王学锋, 吴竞生, 胡豫, 等. 临床出血与血栓性疾病 [M]. 北京: 人民卫生出版社, 2018.

[43] 吴灵飞, 邓长生. 急性细菌性腹泻的诊断与鉴别诊断 [J]. 中国农村医学, 1994(7): 12-13.

[44] 吴晓飞. 甲亢危象的诊断及治疗 [J]. 中华全科医学, 2014, 12(11): 1712-1713.

[45] 谢幸, 孔北华, 段涛. 妇产科学 [M]. 9版. 北京: 人民卫生出版社, 2018.

[46] 徐军，戴佳原，尹路.急性上消化道出血急诊诊治流程专家共识[J].中国急救医学，2021，41(1)：1-10.

[47] 杨尹默，谢学海.胆源性胰腺炎诊治现状与进展[J].中国实用外科杂志，2020，40(11)：1240-1242，1246.

[48] 姚荣欣，林莲莲，王玉环，等.妊娠合并血小板减少症的临床分析[J].中国优生与遗传杂志，2003(1)：105-106.

[49] 于凯江，杜斌.重症医学[M].2版.北京：人民卫生出版社，2022.

[50] 于学忠，陆一鸣.急诊医学[M].2版.北京：人民卫生出版社，2021.

[51] 张文胜，李道平，黄浩，等.门诊急性感染性腹泻病原菌及其耐药性[J].中华医院感染学杂志，2021，31(15)：2241-2245.

[52] 张文武.急诊内科学[M].4版.北京：人民卫生出版社，2017.

[53] 中国成人心搏骤停后综合征器械支持治疗临床实践指南研究项目组，中华医学会急诊医学分会复苏学组，中华医学会急诊医学分会胸痛学组，等.中国成人心搏骤停后综合征器械支持治疗临床实践指南[J].中华危重病急救医学，2022，34(8)：789-801.

[54] 中国抗癫痫协会药物治疗专业委员会.终止癫痫持续状态发作的专家共识[J].解放军医学杂志，2022，47(7)：639-646.

[55] 中国医师协会急诊医师分会.中国急诊重症肺炎临床实践专家共识[J].中国急救医学，2016，36(2)：97-107.

[56] 中国医师协会神经内科分会癫痫专委会.成人全面性惊厥性癫痫持续状态治疗中国专家共识[J].国际神经病学神经外科学杂志，2018，45(1)：1-4.

[57] 中国医师协会心血管外科分会大血管外科专业委员会.主动脉夹层诊断与治疗规范中国专家共识[J].中华心胸血管外科杂志，2017，33(11)：641-654.

[58] 中华医学会血液学分会血栓与止血学组.血栓性血小板减少性紫癜诊断与治疗中国指南(2022年版)[J].中华血液学杂志，2022，43(1)：7-12.

[59] 朱蕾.机械通气[M].4版.上海：上海科技出版社，2018.

图书在版编目（CIP）数据

急危重症住院医师规范化培训 PBL 教程／李湘民，王爱民主编. —长沙：中南大学出版社，2023.10
ISBN 978-7-5487-5419-0

Ⅰ. ①急⋯ Ⅱ. ①李⋯ ②王⋯ Ⅲ. ①急性病－诊疗－岗位培训－教材②险症－诊疗－岗位培训－教材
Ⅳ. ①R459.7

中国国家版本馆 CIP 数据核字（2023）第 110386 号

急危重症住院医师规范化培训 PBL 教程

JIWEI ZHONGZHENG ZHUYUAN YISHI GUIFANHUA PEIXUN PBL JIAOCHENG

李湘民　王爱民　主编

□责任编辑	王雁芳
□责任印制	唐　曦
□出版发行	中南大学出版社

社址：长沙市麓山南路　　　　邮编：410083
发行科电话：0731-88876770　　传真：0731-88710482

□印　　装　湖南省众鑫印务有限公司

□开　　本　787 mm×1092 mm　1/16　□印张 13.75　□字数 332 千字
□互联网+图书　二维码内容　字数3864 字
□版　　次　2023 年 10 月第 1 版　　□印次 2023 年 10 月第 1 次印刷
□书　　号　ISBN 978-7-5487-5419-0
□定　　价　78.00 元

图书出现印装问题，请与经销商调换